T0255987

PET-TC nella pratica clinica

PET-TC nella pratica clinica

T.B. Lynch

Edizione italiana riveduta e ampliata a cura di
Giovanni Lucignani

Con la collaborazione di
Angelo Del Sole
Michela Lecchi
Luca Tagliabue

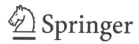 Springer

T.B. Lynch, MB, BSc, MSc, MRCP, FRCR
Senior Lecturer
Department of Medicine
Queen's University
Belfast
e
Lead Nuclear Medicine Physician and Consultant Radiologist
Nuclear Medicine and Radiology Department
The Northern Ireland Cancer Centre
Belfast, UK

Edizione italiana e traduzione a cura di
Giovanni Lucignani
Istituto di Scienze Radiologiche, Università degli Studi di Milano
Unità di Medicina Nucleare, Azienda Ospedaliera "San Paolo", Milano

Con la collaborazione di:
Angelo Del Sole, Michela Lecchi, Luca Tagliabue

Titolo dell'opera originale: *PET/CT in Clinical Practice* T.B. Lynch
© Springer-Verlag London Limited 2007

ISBN 978-88-470-0800-7   e-ISBN 978-88-470-0801-7

Springer-Verlag fa parte di Springer Science+Business Media
springer.com
© Springer-Verlag Italia 2008

Copertina: Simona Colombo, Milano
Grafica e impaginazione: Graphostudio, Milano
Stampa: Arti Grafiche Nidasio, Assago (MI)

Stampato in Italia
Springer-Verlag Italia S.r.l., Via Decembrio 28, 20137 Milano

Presentazione della edizione italiana

Il mondo dell'imaging medicale è oggi caratterizzato dalla rapidissima evoluzione delle tecnologie utilizzate, soprattutto nel momento in cui ne vengono percepite l'importanza diagnostica e l'utilità pratica.

Il percorso che ha caratterizzato l'introduzione della PET e ne ha decretato l'affermazione è stato alquanto singolare. Dopo una fase preliminare di oltre un decennio, in cui questa tecnica è rimasta marginale, impiegata in pochissimi centri quasi esclusivamente a fini sperimentali, il suo impiego ha subito un'improvvisa accelerazione; ciò è avvenuto quando è stata intuita la possibilità di giungere, in un numero elevato di pazienti oncologici, ad una diagnosi corretta in tempi più brevi e con notevole anticipo rispetto a quanto possibile con le tecniche di imaging convenzionale. A questo punto un'indagine fino a quel momento destinata ad un numero limitato di pazienti, in pochissimi anni, si è trasformata nella metodica più efficace nella fase di stadiazione, ristadiazione e follow up della malattia oncologica.

Il passaggio dalla PET alla PET-TC è stato poi estremamente rapido: la pressante richiesta dei clinici e la ricerca delle aziende di apparecchiature medicali in poco meno di 3-4 anni hanno decretato l'affermazione incontestabile della PET-TC.

Ai vantaggi che l'imaging funzionale fornisce nel percorso diagnostico e terapeutico del paziente oncologico, si associa la capacità della TC di localizzare correttamente le lesioni, di definirne l'estensione, di evitare dubbi interpretativi: è questo che si chiede ad un'indagine che il più delle volte è conclusiva e definisce lo stadio di malattia, le conseguenti scelte terapeutiche, la prognosi del paziente.

Questo lavoro, curato con molta precisione ed attenzione dal Professor Giovanni Lucignani, rappresenta un approccio completo alle tematiche PET e PET-TC in campo oncologico. È un'introduzione "per tutti", semplice, di facile comprensione, e pertanto utile allo specialista, ma soprattutto a studenti o medici esterni al settore della Medicina Nucleare, ma potenziali prescrittori di questa indagine: in questo volume tutti possono ritrovare le notizie e le informazioni che sono indispensabili a comprendere le basi fisiologiche ed i meccanismi fisio-patologici che stanno alla base della PET, le caratteristiche tecniche delle macchine impiegate ed infine le potenzialità e i limiti della metodica. Conoscere le possibilità offerte da una tecnica è il primo passo per utilizzarla in modo corretto ed appropriato ed è fondamentale in un'epoca in cui la limitatezza delle risorse si scontra con le richieste, motivate e pressanti, da parte del malato oncologico, che ormai partecipa attivamente al proprio percorso diagnostico e terapeutico e che, a pieno diritto, richiede che questo percorso, complesso e spesso difficile da definire, si basi su dati certi, quali quelli che PET e PET-TC possono fornire.

22 novembre 2007
Diana Salvo
Presidente Associazione Italiana
di Medicina Nucleare ed
Imaging Molecolare

Prefazione alla edizione italiana

Nel corso dell'anno 2006 sono stati eseguiti in Europa oltre 500.000 esami PET con un incremento del 40% rispetto al 2005. Nello stesso anno si calcola che siano state circa 1.300.000 le indagini PET svolte negli Stati Uniti, anche grazie all'uso di apparecchiature mobili trasportate su camion secondo le necessità. In Italia il numero di esami PET è prossimo a 50.000/anno. Lo sviluppo tecnologico permetterà a breve una ulteriore riduzione dei tempi necessari per l'esecuzione di un esame PET e quindi, un aumento del flusso di pazienti (stimato intorno a 4.000/anno/tomografo), che insieme ad un aumento della disponibilità porterà ad una riduzione dei tempi d'attesa e dei costi.

Negli Stati Uniti, come pure in Europa, questa tecnica è praticamente disponibile nel raggio di meno di 150 chilometri per almeno il 95% dei residenti. Comunque, mediante l'impiego di apparecchiature mobili in grado di raggiungere le località più remote, è possibile una copertura pressoché totale del territorio. Anche in Italia i centri in cui può essere eseguito un esame PET o PET-TC sono distribuiti su tutto il territorio nazionale; con l'impiego di apparecchiature fisse o mobili è possibile, al momento, soddisfare le richieste di esami con tempi d'attesa che non superano in genere le due/tre settimane. Il numero di esami PET e PET-CT eseguiti negli oltre 300 centri europei dotati di questa tecnologia aumenta, con tassi di crescita annui compresi tra il 30% ed il 60% ed ha raggiunto valori medi europei di 1.000 esami per milione di abitanti. È stata inoltre osservata, pur nell'aumento del numero assoluto di centri PET, da un lato una riduzione percentuale dei centri accademici e ospedalieri ad elevata specializzazione oncologica, dall'altro un aumento percentuale dei centri privati e degli ospedali pubblici in cui la PET è disponibile.

Questo indica che la metodica è ormai matura per l'impiego clinico diffuso oltre che per l'attività di ricerca.

Rilevante è anche il costante potenziamento tecnologico nel campo della produzione e distribuzione dei radiofarmaci; il tracciante principale della PET, l'FDG, è stato il primo disponibile commercialmente, ma nuovi traccianti con maggiore specificità sono ora commercializzati. Radionuclidi PET tra cui il gallio-68 e il rame-64, potranno essere impiegati a breve permettendo un incremento del numero degli esami di circa il 15% .

Un' importante innovazione è inoltre in corso per quanto riguarda le applicazioni cliniche della PET nelle diverse patologie. Attualmente la PET viene impiegata in campo oncologico in circa il 95% dei casi, tuttavia è ragionevole prevedere un'estensione dell'utilizzo della PET alla diagnostica cardiologica, grazie anche alla possibilità di impiegare apparecchi PET-TC multidetettore che permettono sia uno studio della funzione (PET), sia dell'anatomia coronaria e cardiaca (TC). Inoltre le indicazioni all'utilizzo della PET aumentano sempre più, passando dal solo impiego per la diagnosi e la stadiazione di neoplasie, anche alla pianificazione e monitoraggio di chemio e radioterapia, nelle patologie infettive e in neuropsichiatria.

La realizzazione di apparecchiature ibride PET-TC ha rappresentato negli ultimi otto anni il maggior impulso all'avanzamento di questa tecnologia. Disporre di due informazioni, morfologica e funzionale, acquisite contemporaneamente è meglio che disporre di una sola delle due o delle due acquisite in tempi e sedi diverse. È quindi comprensibile perché gli apparecchi PET-TC siano sempre più numerosi.

Tale tumultuosa evoluzione comporta una crescente attenzione verso questa potente risorsa. Linee guida sono in continua elaborazione e aggiornamento sia sulla base di studi clinici finalizzati, sia di evidenze ed esperienze quotidiane. L'apprezzamento da parte di medici generici e specialisti (chirurghi, oncologi, cardiologi, internisti, ecc.) ed un feed-back continuo con gli specialisti di medicina nucleare permettono di orientare l'impiego di questa risorsa in modo ottimale. Non rimane quindi, che prendere atto della presenza di questa tecnologia e dotarsi degli strumenti utili per ottimizzarne l'utilizzo. A tale scopo deve contribuire anche il superamento di barriere tra specialisti, medici nucleari, radiologi, oncologi e chirurghi, rammentando quanto detto dallo scomparso Paul Lauterbur, premio Nobel per la fisiologia e la medicina nel 2003 per il contributo dato allo sviluppo dell'imaging con risonanza magnetica: "le discipline non sono categorie naturali con confini rigidi che devono essere difesi contro le intrusioni, ma guide finalizzate alla didattica e all'efficiente amministrazione". Dalle battaglie territoriali deriva solo fastidio, se non danno, al paziente e a chi dirige le strutture sanitarie, mentre dalla sinergia di competenze possono scaturire risultati rilevanti per la salute degli individui e delle collettività.

Con questo breve testo si vuole offrire un'introduzione al vasto tema dell'uso della PET-TC. Il testo in lingua inglese è stato ampliato includendo due capitoli su traccianti PET di uso emergente e sulla dosimetria degli esami PET-TC, un argomento di naturale attenzione da parte di chi impiega radiazioni a scopo diagnostico, oltre ad un glossario.

L'edizione italiana del testo inglese è il risultato della volontà e della sapiente professionalità della casa editrice Springer-Verlag Italia oltre che dell'impegno collettivo ed entusiasta dei miei collaboratori tra cui anche tre giovani leve, le dottoresse Elisabetta Brugola, Federica Elisei e Cristina Martelli che hanno contribuito alla revisione editoriale. Con la convinzione che molti pazienti potranno beneficiare dell'impiego della PET, licenziamo questo testo augurandoci che esso possa indirizzare verso un uso appropriato e ottimizzato di questa tecnologia, poiché appropriatezza e ottimizzazione sono premesse indispensabili alla sostenibilità di un sistema sanitario che per essere universale, come deve essere, va governato oltre che sulla base della competenza, anche in modo economico ed etico.

1 dicembre 2007

Giovanni Lucignani
Istituto di Scienze Radiologiche
Università degli Studi di Milano
Unità Operativa di Medicina Nucleare
Azienda Ospedaliera San Paolo
Milano

Prefazione alla edizione inglese

Con l'avvento nel 2001 dei tomografi ibridi PET-TC è divenuto possibile ottenere e combinare informazioni su processi metabolici e funzionali e informazioni anatomiche in una sola immagine. La disponibilità della tecnologia PET-TC ha avuto un impatto rilevante su molte discipline mediche, tra cui la cardiologia e la neurologia, ma senza alcun dubbio il ruolo maggiore di questa tecnologia è nel campo della diagnostica oncologica. La rilevazione e la stadiazione di molti tumori è stata infatti rivoluzionata dalla possibilità di attribuire in modo accurato con la PET-TC una sede anatomica ad attività metaboliche anomale.

Questo volume è stato scritto sulla base di questo concetto e in esso vengono descritti gli impieghi della PET-TC nei tumori del polmone, esofago, colon e testa-collo. Nel testo viene anche preso in esame l'impiego della PET-TC nei linfomi, melanomi e nei tumori dell'apparato riproduttivo.

In ciascun capitolo, per ogni patologia neoplastica esaminata, vengono sintetizzati i criteri di stadiazione relativi e viene illustrato l'uso ottimale della PET-TC. Per ciascun tipo di neoplasia, sono state incluse nei capitoli numerose immagini PET e PET-TC di casi esemplificativi attraverso le quali vengono illustrati gli elementi didattici.

La presentazione è sintetica, con numerose immagini esemplificative per ciascun tipo di tumore, ed una raccolta completa di quadri PET-TC normali che include anche le variazioni fisiologiche osservate più frequentemente. (Capitolo 9). Il primo capitolo contiene un'introduzione generale alla biologia cellulare rilevante per la interpretazione delle immagini PET, mentre il Capitolo decimo* è dedicato ad una descrizione sintetica dei principi fisici su cui si basa la tecnologia PET-TC.

* Capitolo undicesimo nella presente edizione

In questo testo non vengono presi in esame tutti i traccianti impiegati nella PET ma l'attenzione è rivolta all'impiego del solo fluoro-desossi-glucosio marcato con Fluoro-18 (FDG). Nella preparazione dell'intero volume è stata rivolta un'attenzione particolare alla realizzazione di un testo facile da leggere, accessibile, adatto a chi desidera una prima informazione sull'impiego della PET-TC. L'autore si auspica che il libro rappresenti un'utile introduzione a questa affascinante area della diagnostica per immagini in rapida evoluzione e di così grande rilievo.

Voglio esprimere la mia sincera gratitudine al personale della casa editrice Springer per il significativo contributo nella preparazione di questo libro, in particolare a Melissa Morton ed Eva Senior. Vorrei anche ricordare gli sforzi di Barbara Chernow e il contributo sotto forma di testo ed immagini dato dai miei colleghi, per il quale meritano un ampio credito. Vorrei infine dedicare questo libro alla memoria di Gloria, Hugh e Rosemary.

Ottobre 2006   T.B. Lynch
                                              Northern Ireland Cancer Centre
                                                       Belfast City Hospital

Indice

Elenco Autori XV

1 Introduzione   1
2 Tumori polmonari 21
3 Linfomi 57
4 Tumori gastrici e esofagei 83
5 Tumori del colon e del retto 107
6 Tumori del capo e del collo 133
7 Melanoma 157
8 Tumori dell'apparato riproduttivo
   maschile e femminile 179
9 Captazione normale e varianti fisiologiche 195
10 La PET per la caratterizzazione di marcatori
   biologici in oncologia 229
11 Basi fisiche e tecnologiche della PET-TC 239
12 Dosimetria negli esami PET-TC 251

Glossario 263

Bibliografia 271

Indice analitico 291

Elenco Autori

James Clarke, FFRCRI, FRCS
Department of Nuclear Medicine, Royal Victoria Hospital,
Belfast, UK (Capitolo 5)

Gary Cook, MD, FRCR, FRCP
Department of Nuclear Medicine, Royal Marsden Hospital,
London, UK (Capitolo 4)

Angelo Del Sole, MD
Istituto di Scienze Radiologiche, Università degli Studi
di Milano; Unità di Medicina Nucleare, Azienda Ospedaliera
San Paolo, Milano (Capitolo 10)

Michela Lecchi, MSc
Istituto di Scienze Radiologiche, Università degli Studi
di Milano; Unità di Medicina Nucleare, Azienda Ospedaliera
San Paolo, Milano (Capitolo 11 e 12)

Mark Love, FRCR, FRCS
Department of Radiology, Royal Victoria Hospital, Belfast,
UK (Capitolo 4)

Chris Marshall, MD
Nothern Ireland Medical Physics Agency, Belfast, UK
(Capitolo 11)

Luca Tagliabue, MD
Istituto di Scienze Radiologiche, Università degli Studi
di Milano; Unità di Medicina Nucleare, Azienda Ospedaliera
San Paolo, Milano (Capitolo 10)

Stephen Vallely, MD, FRCR, MRCP
Department of Nuclear Medicine, Belfast City Hospital, Belfast, UK (Capitolo 7)

Lorraine Wilson, BSc, MSc, MRCP
Department of Nuclear Medicine, The Blackrock Clinic, Dublin, Ireland (Capitolo 8)

Sandra Woods, Senior Clinical Scientist
Northern Ireland Medical Physics Agency, Belfast, UK (Capitolo 11)

Capitolo I

Introduzione

In questa introduzione viene sintetizzato ciò di cui si tratta in questo libro e, cosa ugualmente importante, ciò di cui NON si tratta. Se si vuole essere aggiornati in medicina, non è possibile ignorare cosa sia la tomografia ad emissione di positroni (PET) e la PET combinata con la tomografia a raggi X (TC). L'utilizzo di questa metodologia è in piena espansione e nuovi tomografi ibridi, costituiti cioè da una apparecchiatura PET-TC in cui i due sistemi sono combinati, vengono installati ad un ritmo crescente negli ospedali degli Stati Uniti e d'Europa. Non è possibile quindi ignorare l'impatto di questa nuova tecnologia, principalmente in oncologia, ma anche in altre discipline mediche.

Questo manuale costituisce una base di partenza per chiunque sia interessato ad apprendere qualcosa sulla PET-TC. Il testo è abbastanza diretto ed il libro è ricco di immagini interessanti; è rivolto a chi è totalmente privo di conoscenze in questo campo e costituisce una ben documentata, seppure sintetica, introduzione al tema. È la descrizione essenziale degli impieghi della PET-TC (in termini informatici si direbbe *"versione 1.1"*), nulla di più e nulla di meno.

Per chi ha già un interesse in questo campo e una conoscenza derivante dalla pratica con la PET-TC, si raccomanda l'acquisto di una copia dell'eccellente libro di Jadvar e Parker *Clinical PET e PET-CT* (ISBN: 1-85233-838-5), un manuale fondamentale per coloro che hanno già una conoscenza essenziale della materia, e in cui gli autori approfondiscono, in maniera maggiore di quanto non si faccia in questo libro, gli aspetti relativi alle basi metodologiche della PET. In nessun dipartimento dovrebbe mancare l'eccellente e nuovo atlante PET-TC di Sally Barrington. Ci sono numerosi altri bei libri che meriterebbero di essere menzionati, ma pochi sono rivolti a persone senza conoscenze preliminari oppure minime di medicina nucleare e PET-TC.

Siete radiologi o medici nucleari con esperienza minima o nulla sulla PET-TC? Vi trovate a sentir parlare di questa tecnica sempre più spesso nel corso di convegni multidisciplinari?

Siete medici o chirurghi con un interesse in una delle seguenti neoplasie: linfoma, melanoma, tumore polmonare, gastroesofageo, del colon-retto, della testa-collo, urogenitale?

Il vostro ospedale sta per acquisire un tomografo PET-TC?

Siete degli studenti o degli specializzandi curiosi di apprendere di più su questa tecnologia?

Se la risposta ad una di queste domande è positiva, allora questo libro può rappresentare per voi un buon punto di partenza.

Lo scopo del volume è di informare i lettori sul ruolo della PET-TC in sei dei principali tipi di neoplasia: polmonare, linfoma, tumore esofageo, colorettale, della testa-collo e melanoma. Viene fatta anche una breve menzione dei tumori ginecologici e testicolari. I principi di fisica sono trattati sinteticamente (Capitolo 11), e una descrizione dei quadri normali e delle più comuni variazioni viene riportata nel Capitolo 9. Nell'edizione italiana è stato aggiunto un capitolo (Capitolo 10) in cui vengono sinteticamente descritti elementi relativi ai traccianti che costituiscono la base degli sviluppi della PET in rapida evoluzione e un capitolo (Capitolo 12) in cui vengono presi in considerazione aspetti relativi alla dosimetria.

Ciascuno dei sei capitoli in cui vengono trattati i diversi tumori include un sommario degli schemi di stadiazione pertinenti all'argomento trattato. Il sistema di stadiazione più comunemente impiegato è il TNM (tumore, linfonodi, metastasi), noto alla maggior parte dei lettori. In alcuni tipi di tumore vengono utilizzati anche altri schemi di stadiazione che vengono riassunti nei capitoli pertinenti tali tumori. Con questo volume si spera di dimostrare in che modo la PET-TC può essere opportunamente impiegata nei processi di stadiazione, e, cosa ugualmente importante, in quali casi non dovrebbe essere impiegata. Questo libro contiene un elevato numero di immagini dei casi rappresentativi per illustrare l'impiego della PET-TC.

In tutto il libro si usa il termine PET-TC, tuttavia si tratta di un termine non completamente appropriato in quanto si intende in realtà PET-TC con il fluoro-desossi-glucosio (FDG). L'FDG è solo uno tra i numerosi traccianti radioattivi che possono essere impiegati con la PET-TC, ma è il più utilizzato in oncologia ed è anche l'unico che viene preso in considerazione in questo volume, a parte gli accenni ad altri traccianti PET di cui si tratta nel Capitolo 10. Inoltre, con il termine di metodiche convenzionali si intendono tutte le metodiche, incluse quelle di diagnostica per immagini, diverse dalla PET e dalla PET-TC.

COSA SONO LA PET E LA PET-TC?

PET (tomografia ad emissione di positroni) è una modalità di diagnostica per immagini che permette di identificare la presenza di un tumore ad elevata attività metabolica dopo la somministrazione di una sostanza radioattiva chiamata FDG. Questo tracciante si concentra nelle aree metabolicamente attive del corpo ed emette radiazioni che ci permettono di ottenere immagini della distribuzione dell'attività metabolica, dette anche immagini funzionali. Un tomografo per tomografia computerizzata a raggi-X (TC) permette, invece, di ottenere immagini dell'anatomia del paziente. Un tomografo PET-TC è uno strumento in cui vengono combinate le due modalità per ottenere un'immagine in cui viene rappresentata sia l'attività funzionale metabolica rivelata con la PET, sia la struttura anatomica rappresentata dalla TC. Le informazioni e i dati ottenuti con queste due distinte modalità vengono combinati, o fusi, e rappresentati in una singola immagine PET-TC.

PET e TC=PET-TC
Funzione metabolica e Anatomia = Immagine fusa

Prima di discutere la natura della tecnica PET-TC è opportuno prendere in esame alcuni elementi del metabolismo cellulare implicati nella crescita tumorale. Detto in modo semplice, le cellule dei tumori si dividono, si moltiplicano, crescono e invadono aree vicine. Se possibile, tendono a raggiungere sedi distanti in cui ripetere gli stessi processi.

Per realizzare queste attività i tumori devono avere a disposizione energia sufficiente per alimentare i processi di moltiplicazione e crescita cellulare. Otto Warburg, un biochimico tedesco, osservò più di 80 anni fa che molti tumori usano il glucosio come loro substrato energetico principale. Nel corso del processo di crescita i tumori divengono frequentemente ipossici e pertanto il loro metabolismo glucidico diviene anaerobico, più sostenibile del metabolismo aerobico che porta alla produzione di energia attraverso il ciclo degli acidi tricarbossilici. Questo processo ha come risultato un aumento del consumo di glucosio nelle cellule tumorali rispetto alla maggior parte delle cellule.

Naturalmente anche le cellule normali impiegano il glucosio per la loro attività quotidiana, ma in genere la captazione di glucosio nei tessuti normali è modesta. I tumori tendono ad avere un metabolismo molto più elevato dei tessuti normali e pertanto le loro cellule consumano una quantità maggiore di glucosio rispetto a quelle che compongono i tessuti sani.

Alcune cellule del corpo impiegano diverse fonti di energia per soddisfare le loro esigenze metaboliche. Il muscolo cardiaco, per esempio, impiega gli acidi grassi liberi come substrati energetici preferenziali, ma in caso di necessità può impiegare glucosio, lipidi e aminoacidi. La conseguenza di questa flessibilità metabolica è una notevole variabilità di captazione del glucosio tra soggetti, e anche nello stesso individuo in un breve arco temporale in relazione alla glicemia. Le cellule del sistema nervoso non utilizzano altri substrati energetici oltre al glucosio e di conseguenza nel cervello il metabolismo glucidico è sempre elevato.

Le cellule tumorali spesso consumano più glucosio di quelle normali

In condizioni di digiuno, la maggior parte dei tessuti del corpo (ad eccezione del cervello) impiega gli acidi grassi liberi come substrati energetici preferenziali. Tuttavia, dopo un pasto ricco di carboidrati il metabolismo vira temporaneamente verso il metabolismo glucidico, sotto l'influenza di un aumento dell'insulinemia.

La captazione del glucosio a livello cellulare è resa possibile dalla presenza di proteine transmembrana definite trasportatori del glucosio. Sono noti almeno 12 differenti trasportatori del glucosio definiti GLUT 1, GLUT 2, e così via. Quando la molecola di glucosio entra nella cellula, viene fosforilata dall'azione dell'enzima esochinasi. Il composto che deriva da tale processo è il glucosio-6-fosfato. In circostanze normali il glucosio-6-fosfato viene ulteriormente metabolizzato nel corso di un processo, la glicolisi, il cui risultato è la produzione di energia. Alternativamente, il glucosio-6-fosfato può essere impiegato per la sintesi di glicogeno, per formare una riserva energetica, attraverso la via della glicogenosintesi, oppure può essere convertito in lipidi e proteine.

L'aumento della domanda energetica, che caratterizza la divisione cellulare intrinseca di un tumore in crescita, richiede un aumento della disponibilità di glucosio attraverso una rapida ed efficiente distribuzione dello stesso a sostegno della rapida crescita. Nel corso della proliferazione cellulare alla base della crescita tumorale, si realizza inizialmente un aumento dei trasportatori GLUT transmembrana per favorire l'arrivo di glucosio all'interno della cellula e un aumento dell'attività della esochinasi allo scopo di determinare un aumento della produzione di energia. Il risultato di questa trasformazione consiste in un aumento del metabolismo del glucosio nelle cellule tumorali rispetto alle cellule normali (Figura 1.1).

Cambiamenti metabolici nelle cellule tumorali
Incrementa la replicazione cellulare
Incrementa il consumo di glucosio
Incrementa il trasporto di glucosio
Incrementa l'attività dell'esochinasi

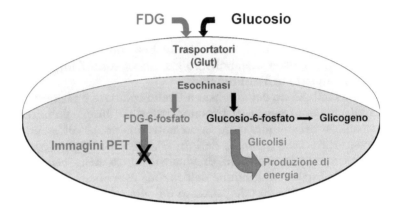

Fig. 1.1 Captazione e metabolismo del glucosio e dell'FDG nelle cellule normali

IN CHE MODO È POSSIBILE OTTENERE IMMAGINI DEL METABOLISMO DEL GLUCOSIO?

L'FDG è un analogo del glucosio che viene marcato con fluoro-18, un radionuclide emettitore di positroni. L'FDG così marcato viene somministrato per via endovenosa e si distribuisce nelle cellule normali e patologiche allo stesso modo del glucosio. Infatti glucosio e l'FDG sono entrambi trasportati, in modo competitivo, dai trasportatori GLUT.

All'interno della cellula l'FDG viene convertito in FDG-6-fosfato per azione dell'esochinasi. Le modalità di trasporto e fosforilazione sono praticamente le stesse per il glucosio e per l'FDG. Oltre questi due passaggi, trasporto e fosforilazione, le vie metaboliche dell'FDG e del glucosio divergono, mentre il glucosio-6-fosfato viene ulteriormente metabolizzato e convertito in energia o accumulato sotto forma di glicogeno, l'FDG-6-fosfato non viene ulteriormente metabolizzato e rimane quindi in gran parte intrappolato come tale all'interno della cellula.

L'FDG è una sostanza radioattiva poiché il fluoro-18 con cui è marcato decade emettendo delle particelle chiamate positroni (nel Capitolo 11 si può trovare una sintetica descrizione dei principi fisici riguardanti la PET-TC e vengono menzionati anche alcuni altri radionuclidi emettitori di positroni impiegati a scopo medico). Il fluoro-18 ha un'emivita di circa due ore: ciò significa che la radioattività si dimezza ogni due ore circa, quindi non più del 3% della radioattività somministrata sotto forma di fluoro-18 è presente nel corpo dopo 10 ore (5 emivite), tenendo presente che l'eliminazione fisiologica dell'FDG per via urinaria contribuisce ulteriormente alla riduzione della radioattività circolante.

La distribuzione della radioattività presente nel corpo può essere rilevata e rappresentata mediante immagini utilizzando un tomografo PET. L'immagine prodotta impiegando la PET ed l'FDG radiomarcato con fluoro-18 rappresenta la distribuzione dell'attività metabolica dell'FDG e quindi, per analogia, del glucosio. L'intensa captazione di FDG ad opera dei trasportatori GLUT e l'accumulo di FDG-6-fosfato ad opera dell'esochinasi all'interno delle cellule di molte neoplasie rendono i tumori visibili e rilevabili rispetto alle cellule dei tessuti normali circostanti in cui la radioattività, dovuta anche all'FDG circolante e non metabolizzato, è presente in misura minore. L'esame PET con FDG viene eseguito in pazienti a digiuno, favorendo il mantenimento del metabolismo degli acidi grassi liberi come substrato energetico nelle cellule normali, permettendo la creazione di un contrasto tra cellule normali e neoplastiche. L'FDG viene captato per gran parte dalle cellule neoplastiche poiché queste cellule sono spesso incapaci di utilizzare in modo efficiente altri substrati oltre ai carboidrati per la produzione di energia (Figura 1.2).

In questo volume con la dizione "captazione di FDG" o "captazione di tracciante", si intende la presenza di radioattività dovuta al fluoro-18 legato all'FDG e all'FDG-6-fosfato, espressione del grado di metabolismo del glucosio.

Nella Figura 1.2 è rappresentato il risultato di un esame PET in cui è visibile il quadro di attività metabolica glucidica normale (così come è rappresentabile mediante l'impiego di FDG). Questo tipo di immagine è definita proiezione di massima intensità (MIP) e rappresenta la distribuzione nel corpo della radioattività dovuta al fluoro-18, e quindi l'accu-

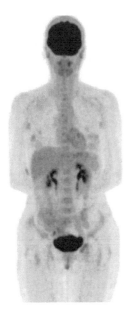

Fig. 1.2 Immagine MIP della distribuzione dell'FDG in un soggetto normale

mulo dell'FDG-6-fosfato e dell'FDG che è ancora presente in quantità molto modesta al momento dell'esecuzione dell'esame, condotto circa un'ora dopo la somministrazione endovenosa di FDG. L'aspetto ricorda quello di un individuo trasparente, di vetro.

Nell'immagine si può osservare un'intensa captazione cerebrale e una captazione meno intensa nel cuore, nel fegato e nella milza. È anche presente una captazione nell'apparato urinario: reni, ureteri e vescica. Come è noto, il glucosio non viene eliminato per via renale, mentre l'FDG viene escreto per tale via. L'FDG non è glucosio, ma un suo analogo e viene trattato dal corpo in modo in parte differente. Mentre il glucosio viene in gran parte filtrato attraverso i glomeruli renali e rapidamente riassorbito dai nefroni, l'FDG filtrato viene riassorbito in quantità minima ed escreto nelle urine.

La distribuzione dell'FDG rispecchia il metabolismo del glucosio nel corpo (con l'eccezione dell'apparato renale)

Come già detto in precedenza, la captazione cardiaca può variare in relazione a diversi fattori. Nella Figura 1.3 viene mostrata l'immagine di uno studio in cui è evidente un'elevata captazione di tracciante nel miocardio (che potrebbe essere conseguente all'assunzione di glucosio). In aggiunta è visibile una captazione di tracciante nei muscoli del collo, bilaterale, un'osservazione non infrequente nei pazienti tesi e rappresentativa di una captazione di glucosio e di FDG dovuto alla contrattura muscolare. Nelle Figure dalla 1.4 alla 1.8 vengono rappresentati i risultati di studi in cui sono presenti delle patologie, indicate dalle frecce.

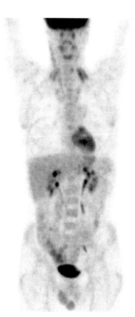

Fig. 1.3 Immagine MIP normale. Si noti la maggiore concentrazione di FDG nel cuore e nei muscoli del collo

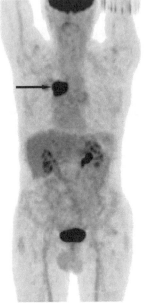

Fig. 1.4 Carcinoma a cellule squamose nella regione ilare destra che capta intensamente l'FDG

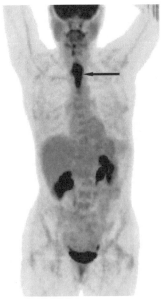

Fig. 1.5 Tumore a cellule squamose del tratto superiore dell'esofago

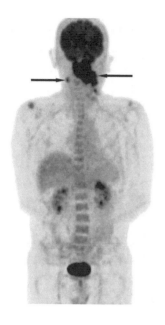

Fig. 1.6 Linfoma del nasofaringe con coinvolgimento bilaterale del collo

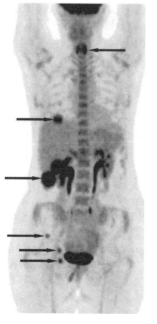

Fig. 1.7 Recidiva di tumore del colon-retto con aree metabolicamente attive a livello del fegato e dell'emibacino destro. La captazione nel collo è dovuta ad una tiroidite concomitante

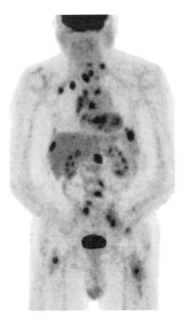

Fig. 1.8 Numerose lesioni metastatiche allo scheletro

È difficile credere che il paziente della Figura 1.8 abbia uno studio TC normale del torace, addome e pelvi. Il paziente ha una storia pregressa di tumore colorettale e un aumento, recente, dei marcatori tumorali. L'esame PET-TC mette in evidenza molteplici aree di captazione e di accumulo del tracciante in sede ossea, come pure una inattesa captazione epatica subcapsulare.

La Figura 1.9 rappresenta un'immagine assiale in corrispondenza di una delle metastasi vertebrali messe in evidenza nell'immagine MIP della Figura 1.8. La componente TC è rappresentata nel quadrante superiore sinistro della Figura 1.9 e la PET in quello superiore destro. Più elevata è la captazione di FDG (e quindi il metabolismo del glucosio), maggiore è l'intensità "dell'annerimento" dell'immagine PET. L'immagine di fusione PET-TC è rappresentata nel quadrante inferiore sinistro della Figura 1.9. Questa immagine di fusione contiene sia l'informazione anatomica, ottenuta con la TC, sia quella metabolica ottenuta con la PET; la scala di colori rappresenta con intensità di colore arancio, giallo-arancio, bianco tre gradi crescenti di captazione.

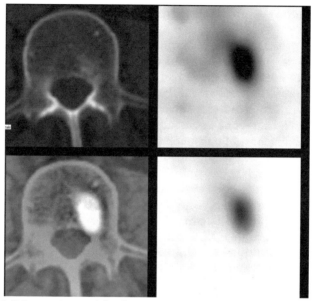

Fig. 1.9 Immagine assiale che attraversa una metastasi vertebrale vista nella Figura 1.8

La tecnologia disponibile ci permette di rappresentare con tre diverse immagini i risultati dell'indagine TC, PET e il risultato della fusione delle due indagini combinate. In questo particolare caso l'aspetto normale della vertebra osservato con la TC nasconde la presenza di una metastasi nel corpo vertebrale. In questo paziente con malattia metastatica ossea diffusa, numerose metastasi non sono evidenti con la TC e solo alcune lo sono con la risonanza magnetica (RM).

PROTOCOLLI DI SCANSIONE NORMALI E DESCRIZIONE DELLE SEQUENZE DI ACQUISIZIONE DELLE IMMAGINI

I pazienti dovrebbero prepararsi per lo studio PET con FDG con un digiuno di almeno 4 ore allo scopo di favorire una attività energetica basata sull'impiego di acidi grassi liberi nella maggior parte dei tessuti. Ai pazienti diabetici dovrebbe essere raccomandata l'assunzione di insulina o farmaci ipoglicemizzanti secondo la loro prescrizione usuale.

Dopo le procedure amministrative di accettazione, inclusa l'identificazione e la misurazione della glicemia, si può procedere alla somministrazione di FDG. Al paziente deve essere raccomandato di rimanere quieto e comodamente seduto o disteso per circa 45 minuti al fine di permettere la captazione ed il metabolismo dell'FDG nelle cellule metabolicamente attive. Durante questo periodo il paziente dovrebbe astenersi da qualunque attività motoria non indispensabile riducendo le possibili difficoltà di interpretazione dell'esame dovute alla captazione di tracciante nei muscoli. Negli esami PET dei pazienti in stato di tensione muscolare possono essere osservate delle captazioni fisiologiche di tracciante nei muscoli del collo. Alcuni altri quadri di normalità sono riportati di seguito e un elenco di quadri normali e di variazioni fisiologiche di captazione sono riportati nel Capitolo 9.

Successivamente al periodo di captazione, il paziente viene fatto accomodare sul lettino del tomografo. Nella Figura 1.10 è rappresentato un tomografo di ultima generazione.

L'indagine TC viene eseguita per prima, usualmente senza somministrazione di mezzo di contrasto, tuttavia l'uso di mezzi di contrasto somministrati per via orale sta divenendo sempre più frequente per ottenere una definizione dell'intestino normale. L'indagine convenzionale PET-TC è eseguita con scansioni tra la base del cranio e il livello medio della coscia. Le ragioni di questa procedura sono le seguenti:

- Le metastasi cerebrali sono di difficile rilevazione con l'FDG poiché per essere identificabili devono avere una intensità superiore o inferiore a quella normalmente molto elevata del cervello circostante.
- Generalmente pochi tumori comportano lesioni metastatiche localizzate nei segmenti distali degli arti.
- Limitando il campo di scansione TC si riduce l'esposizione del paziente alle radiazioni.
- Il tempo dell'indagine viene ridotto se non si esegue una scansione dell'intero corpo.

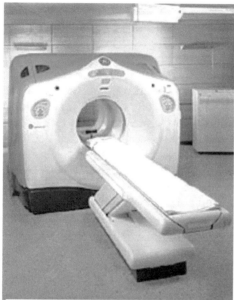

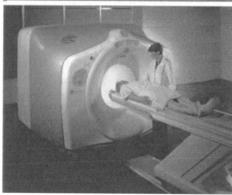

Fig. 1.10 Un tomografo PET-TC

Scansioni dell'intero corpo vengono tuttavia eseguite in alcuni gruppi di pazienti. Per esempio nei pazienti con melanoma vengono eseguite scansioni dal vertice del cranio fino ai piedi; questa procedura viene raccomandata a causa dell'estesa ed imprevedibile disseminazione per via linfatica delle metastasi tipica di questa patologia. Un problema simile si presenta nel caso di pazienti con linfoma non-

Hodgkin, per i quali deve essere spesso eseguita una scansione su volumi maggiori di quelli convenzionali dato il quadro di estensione di questa patologia.

Nei pazienti con patologia della testa e del collo sono ovviamente necessarie anche scansioni del capo, mentre nei pazienti con sarcomi dei tessuti molli sono necessarie acquisizioni mirate. Dopo l'esecuzione dell'esame TC (che in genere richiede circa un minuto con le moderne apparecchiature multistrato), si esegue una scansione impiegando la componente PET della macchina. Il paziente posto all'interno del tomografo è circondato da un anello di rivelatori PET che permettono di misurare e localizzare la sorgente di emissione radioattiva proveniente dal corpo determinata dalla presenza di FDG e FDG-6-fosfato. L'anello di rivelatori è spesso circa 15 cm e le immagini sono quindi acquisite per segmenti corporei di 15 cm ciascuno dalla base cranica alla coscia. Nella maggioranza dei soggetti esaminati la distanza tra base del cranio e coscia è di circa 75 cm e quindi bastano 5 acquisizioni per coprire l'intera area. Il tempo necessario per l'acquisizione relativa ad un segmento varia tra 3 e 5 minuti. Questo significa che l'intera scansione PET, comprensive anche del posizionamento del paziente, può essere completata in circa 30 minuti, in media. Ogni movimento del paziente durante l'acquisizione delle immagini causa una degradazione della qualità delle immagini stesse.

Al termine dell'acquisizione il paziente può essere dimesso dopo essere stato istruito circa l'irradiazione ai soggetti circostanti per la radioattività ancora presente nel corpo per le ore successive, fino alla totale eliminazione a seguito del decadimento della radioattività e dell'eliminazione fisiologica del tracciante circolante attraverso l'apparato urinario.

Nella Figura 1.11 viene rappresentata un'immagine assiale ottenuta esaminando un paziente affetto da linfoma già trattato con chemioterapia. Il quesito clinico è l'esclusione di malattia residua. Nelle immagini è visibile una massa di tessuto molle, metabolicamente molto attiva in sede ascellare sinistra, che all'esame istologico è stata caratterizzata come residuo di linfoma follicolare non-Hodgkin.

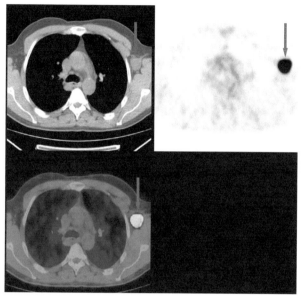

Fig. 1.11 Sezioni assiali. In alto a sinistra: immagine TC che mostra una massa linfonodale di 3 cm a livello dell'ascella sinistra (*freccia rossa*); in alto a destra: immagine PET che documenta un'intensa captazione di FDG; in basso: immagine PET-TC che mette in evidenza una recidiva linfonodale in un paziente trattato per un linfoma non-Hodgkin follicolare

Valore di captazione standardizzato (SUV)

Per calcolare l'intensità di captazione di FDG nelle immagini PET è possibile impiegare un metodo semiquantitativo. Questo valore viene definito valore di captazione standardizzato (SUV) e viene calcolato tenendo conto di alcune variabili individuali, inclusa la quantità di tracciante (radioattività) somministrata, il peso del paziente e il tempo trascorso tra l'iniezione del tracciante e l'acquisizione. In altri termini, nel caso in cui vi fosse una distribuzione uniforme di FDG nel corpo, il valore del SUV sarebbe di 1 in qualunque regione. Questo ovviamente non è ciò che si verifica: infatti il SUV varia nelle diverse aree del corpo in relazione al metabolismo glucidico e comunque alla captazione di FDG, e possiamo quindi calcolare il SUV in qualunque area del corpo e correlare la captazione di ciascuna area con quella delle altre aree. Il dato del SUV va interpretato nel modo seguente: in un'area in cui si osserva un SUV di X, la captazione è X volte quella del valore medio di captazione. È anche possibile introdurre alcune modificazioni alla procedura di calcolo del SUV per tenere in considerazione, ad esempio, la massa grassa del paziente (poiché l'FDG non si accumula in genere nella massa grassa).

L'impiego del SUV permette di paragonare le differenze di captazione tra diverse regioni del corpo e tra esami PET successivi nello stesso paziente. Deve essere rammentato che il SUV è un valore semiquantitativo, indicativo, e che può variare in modo significativo in relazione a variabili diverse, tra cui i livelli di glicemia.

Molti clinici preferiscono fare a meno dei numeri e usano più semplicemente un'ispezione visiva (analisi qualitativa) per interpretare e paragonare la captazione di un'area rispetto ad un'altra, impiegando l'attività di fondo come indice di captazione normale. Vi sono evidenze che i due metodi di analisi, visivo e SUV, sono ugualmente accurati. Nelle Figure 1.12 e 1.13 sono rappresentate le immagini di due esami nello stesso soggetto in cui è visibile la variazione di intensità di captazione del tracciante in un tumore esofageo dopo chemioterapia; il valore massimo del SUV varia da 15, pre-terapia, a 2, post-terapia. Recenti dati di letteratura suggeriscono che variazioni di tale entità sono indicativi di una prognosi più favorevole.

Quadri normali e più comuni variazioni
Una descrizione dei quadri normali e delle più comuni variazioni viene riportata nel Capitolo 9.

GUIDA ALL'INTERPRETAZIONE DELLE FIGURE
Si noti che nel libro viene utilizzata la seguente disposizione in tutte le figure in cui sono rappresentate immagini assiali: nel quadrante superiore sinistro si trova l'immagine morfologica, TC; nel quadrante superiore destro si trova

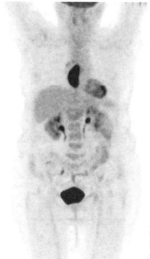

Fig. 1.12 Captazione del tracciante in un tumore esofageo, prima della terapia: SUV 15

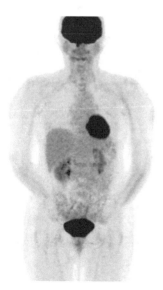

Fig. 1.13 Captazione del tracciante in un tumore esofageo dopo la terapia: SUV 2

l'immagine funzionale, PET; nel quadrante inferiore sinistro si trova l'immagine "fusa" morfo-funzionale PET-TC. In alcune figure è contenuta una quarta immagine, nel quadrante inferiore destro, che appare molto simile all'immagine sovrastante. Questa quarta immagine, quando presente, è l'immagine PET non corretta per l'attenuazione fotonica ed è lievemente diversa da quella sovrastante, in alto a destra, che rappresenta invece un'immagine PET corretta per l'attenuazione fotonica (si veda il Capitolo 11 per una spiegazione più dettagliata delle differenze tra immagini PET corrette e non corrette per l'attenuazione fotonica).

Capitolo 2

Tumori polmonari

L'incidenza dei tumori polmonari ha avuto una costante crescita dall'inizio degli anni 1930 e i tumori polmonari sono al giorno d'oggi tra le più comuni neoplasie nel mondo occidentale, e da più di mezzo secolo sono la principale causa di morte per neoplasie nei soggetti maschi. Recentemente, vi è stato un aumento del numero di donne fumatrici ed ora il 30% dei nuovi casi di tumore polmonare viene diagnosticato nelle donne. Occorre aggiungere che nei paesi asiatici e in quelli in via di sviluppo vi è stato un marcato aumento del consumo di sigarette.

Il tasso di mortalità per tumore del polmone non è migliorato significativamente negli ultimi 40 anni e il tasso di sopravvivenza a 5 anni è inferiore al 10%.

Sottotipo istologico	Frequenza
Carcinoma a cellule squamose (epidermoide) e carcinoma fusiforme	35-45%
Adenocarcinoma (acinoso, papillare, bronchioalveolare, mucosecernente)	15-50% (significative variazioni geografiche)
Carcinoma a grandi cellule (a cellule giganti, a cellule chiare)	10%
Forme miste	10-20%
Altre forme: carcinoidi, sarcomi, ecc.	2%
Carcinoma a piccole cellule (a chicco d'avena, a cellule intermedie, combinato)	20%

Per la stadiazione dei tumori del polmone viene impiegato il sistema TNM riportato nella Tabella 2.1; è stata dimostrata l'esistenza di una correlazione tra la stadiazione TNM e la prognosi. Lo scopo della stadiazione è di distinguere tra pazienti in cui è indicato il trattamento chirurgico e quelli in cui non lo è. La migliore probabilità di sopravvivenza a lungo termine si ha nei pazienti in cui è possibile una resezione chirurgica completa del tumore, ma solo 1 paziente su 5 è trattabile chirurgicamente al momento della diagnosi. Tuttavia è da notare che circa il 40% dei soggetti che hanno una classificazione T1, ossia che presentano una lesione considerata operabile, non sopravvivono oltre i cinque anni; questo risultato indica che attualmente la stadiazione avviene in modo non ottimale.

Tabella 2.1 Stadiazione dei tumori del polmone secondo il sistema TNM

DEFINIZIONE TNM
Tumore primitivo **(T)**

TX	Presenza di cellule maligne nell'escreto o nel liquido di lavaggio bronchio-alveolare; tumore non evidenziato dalla radiografia del torace o dalla broncoscopia.
T0	Nessuna evidenza di tumore primitivo.
Tis	Carcinoma in situ.
T1	Tumore ≤ 3 cm circondato da parenchima polmonare o da pleura viscerale, senza segni di invasione del bronco lobare prossimale alla broncoscopia*.
T2	Tumore > 3 cm, interessamento del bronco principale a più di 2 cm distalmente alla carena tracheale, invasione della pleura viscerale o associato ad atelectasia o polmonite ostruttiva che si estende alla regione ilare, ma non interessa il polmone in toto.
T3	Tumore di qualsiasi dimensione con invasione della parete toracica (inclusi i tumori del sulcus superiore), del diaframma, del mediastino, del pericardio parietale o tumore del bronco principale a meno di 2 cm distalmente alla carena, ma senza interessamento della carena stessa, o associato ad atelectasia o polmonite ostruttiva dell'intero polmone.
T4	Tumore di qualsiasi dimensione con invasione di organi mediastinici: cuore, grossi vasi, esofago, trachea, corpi vertebrali, carena; oppure separati noduli tumorali nello stesso lobo o presenza di versamento pleurico citologicamente positivo.**

→

Continua **Tabella 2.1**

* Nota: viene classificato come T1 anche il, poco comune, tumore superficiale di qualunque dimensione caratterizzato da una componente invasiva limitata alla parete bronchiale, che può estendersi prossimamente al bronco principale.
** Nota: la maggior parte dei versamenti pleurici associati a tumore sono dovuti al tumore. Tuttavia, ci sono rari casi di pazienti in cui dagli esami citopatologici multipli del liquido pleurico non risulta la presenza di malattia neoplastica. In questi casi il liquido non è emorragico e non è un essudato. Questi pazienti possono essere esaminati con maggior dettaglio mediante video-toracoscopia e biopsie guidate della pleura. Quando queste indagini in aggiunta all'esame clinico confermano che il versamento non dipende dal tumore, la presenza di versamento non dovrebbe rientrare tra gli elementi della stadiazione e il paziente dovrebbe essere stadiato T1, T2 o T3.

Linfonodi regionali (N)

NX I linfonodi regionali non possono essere definiti.
N0 Assenza di interessamento dei linfonodi regionali.
N1 Interessamento dei linfonodi peribronchiali e/o ilari omolaterali, e coinvolgimento di linfonodi intrapolmonari causato da diretta estensione del tumore primitivo.
N2 Interessamento dei linfonodi mediastinici e/o sottocarenali.
N3 Interessamento dei linfonodi mediastinici, ilari controlaterali e/o linfonodi scalenici omolaterali e controlaterali, o linfonodi sovraclavicolari

Metastasi a distanza (M)

MX Assenza di requisiti minimi per definire la presenza di metastasi a distanza.
M0 Assenza di metastasi a distanza.
M1 Presenza di metastasi a distanza.
Nota: M1 comprende anche la presenza di noduli tumorali separati, in un differente lobo, omo o controlaterale.

SUDDIVISIONE IN STADI

Stadio	T	N	M
Carcinoma occulto	TX	N0	M0
Stadio 0	Tis	N0	M0
Stadio IA	T1	N0	M0
Stadio IB	T2	N0	M0
Stadio IIA	T1	N1	M0
Stadio IIB	T2	N1	M0
	T3	N0	M0

→

Continua **Tabella 2.1**

Stadio	T	N	M
Stadio IIIA	T1	N2	M0
	T2	N2	M0
	T3	N1	M0
	T3	N2	M0
Stadio IIIB	T1-3	N3	M0
	T4	N0-3	M0
Stadio 4	T1-4	N0-3	M1

Pubblicato con il permesso dell'American Joint Committee on Cancer (AJCC), Chicago, Illinois. (AJCC Cancer Staging Manual, sesta edizione (2002), Springer-New York, www.springer.com)

Caso I

Nelle Figure 2.1 e successive fino alla 2.6 sono riportate le immagini relative ad un paziente considerato operabile sulla base della indagini convenzionali mediante TC con mezzo di contrasto del torace e dell'addome superiore. In questo paziente sono evidenti molteplici metastasi dei tessuti molli identificabili con la PET ma non visibili con la TC.

In generale tutti i pazienti con tumori del polmone a piccole cellule sono ritenuti inoperabili, poiché questo tipo di tumore viene considerato alla stregua di una malattia sistemica già al momento della diagnosi. Tuttavia, gli algoritmi di terapia stanno cambiando e per alcuni pazienti vengono prese in considerazione anche la chirurgia e la radioterapia come parte delle strategie di trattamento. D'altra parte i tumori non a piccole cellule possono essere operati, a condizione che la sede e le dimensioni lo consentano e subordinatamente allo stato di disseminazione metastatica della malattia.

La chirurgia può avere fini curativi nei pazienti in uno stadio iniziale di malattia, mentre nei pazienti considerati non operabili sono indicate la chemio e la radioterapia con fini palliativi. Pazienti in stadio IIIB e IV sono considerati inoperabili mentre i pareri non sono unanimi per quanto riguarda i pazienti in stadio IIIA (in cui vi è un interessamento linfonodale N2). Per alcuni pazienti considerati inoperabili per la presenza di altre patologie può essere indicata la radioterapia radicale.

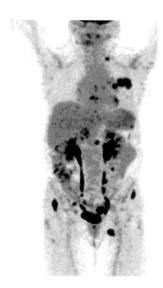

Fig. 2.1 Tumore polmonare giudicato operabile con la stadiazione
convenzionale

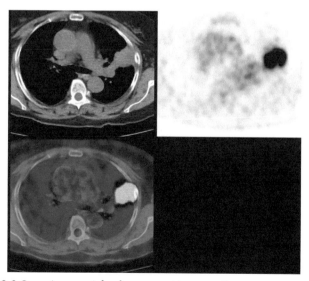

Fig. 2.2 Scansione assiale che passa attraverso il tumore

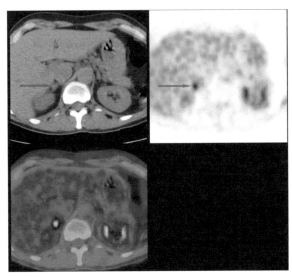

Fig. 2.3 Metastasi metabolicamente attiva al surrene destro: normale aspetto morfologico alla TC

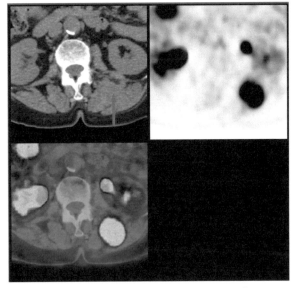

Fig. 2.4 Lesione metabolicamente attiva in un muscolo prevertebrale

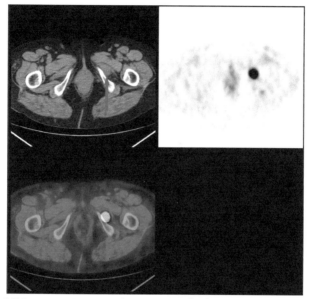

Fig. 2.5 Inatteso riscontro di un accumulo di **FDG** nel muscolo otturatore esterno sinistro

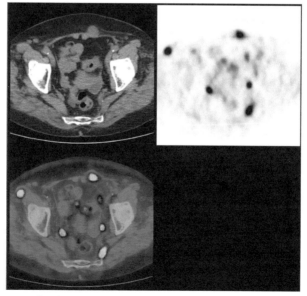

Fig. 2.6 Molteplici metastasi ai tessuti molli

Allo scopo di ottimizzare il risultato della strategia terapeutica per il paziente, è necessario ottenere tutte le informazioni possibili prima di procedere ad un intervento chirurgico. L'inoperabilità del paziente per la rimozione del tumore può apparire scontata già ad una radiografia del torace. Tra le condizioni che rendono impraticabile la chirurgia vi sono i tumori voluminosi che si estendono oltre la linea mediana, le lesioni bilaterali, i versamenti di natura maligna, l'aumento di dimensione dei linfonodi mediastinici come pure qualunque evidenza di metastasi, polmonari oppure ossee.

Negli ultimi 20 anni si è osservata una rapida diffusione delle tecniche di diagnostica per immagini funzionale e del loro uso nelle neoplasie polmonari. Inizialmente è stata impiegata solo la PET poi superata dall'impiego della tecnologia PET-TC. L'uso della PET e della PET-TC è stato inizialmente rivolto alla caratterizzazione dei noduli polmonari solitari (NPS) e alla stadiazione dei tumori non a piccole cellule (NSCLC). Recentemente l'impiego della PET è stato esteso alla rilevazione delle recidive di neoplasia, alla definizione dei piani di trattamento in radioterapia e alla valutazione della risposta alla terapia.

Ruolo della PET-TC nel tumore del polmone
Valutazione del nodulo polmonare solitario (SPN)
Stadiazione dei tumori non a piccole cellule (NSCLC)
Valutazione della linfoadenopatia mediastinica
Identificazione delle metastasi a distanza
Riconoscimento delle recidive

Ulteriori campi di applicazione:
Pianificazione della radioterapia
Valutazione della risposta al trattamento
Indicatore prognostico
Ruolo nella stadiazione

NODULI POLMONARI SOLITARI

I noduli polmonari solitari vengono riscontrati in circa 1 ogni 500 radiografie del torace e di questi circa la metà è di

natura maligna. La caratterizzazione di tali noduli mediante le tecniche TC convenzionali presenta delle difficoltà. I
noduli contenenti grasso o calcificazioni all'esame TC vengono interpretati in genere come benigni, mentre le lesioni
in rapida crescita con margini spiculati sono considerati
potenzialmente maligni.

Nonostante le possibilità di un'analisi dettagliata, molte
lesioni rimangono non classificate dopo l'indagine TC. In
questi casi è necessario procedere ad una valutazione ulteriore mediante biopsia del nodulo. Se le caratteristiche cliniche e radiologiche sono da considerare rassicuranti può
essere intrapresa una strategia di attesa ed osservazione
periodica della lesione mediante TC per valutare l'eventuale
trasformazione. I dati relativi alle sensibilità e specificità
della broncoscopia e dell'agobiopsia transtoracica nella rilevazione della natura maligna di queste lesioni indetermina-
te sono molto variabili.

È evidente che i tentativi di caratterizzare queste lesioni
mediante l'impiego delle tecniche di diagnostica morfologica convenzionale e dell'esame istologico rappresentano
spesso un esercizio difficile e insoddisfacente. La PET-TC si
distingue per l'elevata specificità, sensibilità e accuratezza
nella caratterizzazione dei noduli polmonari solitari. I risultati di numerosi studi indicano una sensibilità media del
96%, una specificità del 78% e un'accuratezza diagnostica
superiore al 92%.

In generale l'aumento di captazione di tracciante in un
nodulo polmonare può essere valutato in due modi, rispettivamente mediante esame visivo, paragonando l'attività del
nodulo e quella di fondo, o mediante calcolo del SUV.
Nell'uso del SUV viene impiegato un valore soglia di 2,5 per
classificare una lesione come maligna (SUV superiore a 2,5)
o benigna (SUV inferiore a 2,5). Vi sono delle evidenze che
indicano un'accuratezza equivalente dei due metodi nella
determinazione dell'attività anomala.

Sulla base dell'esperienza maturata nel corso degli anni
è tuttavia divenuto evidente che un valore soglia arbitrario
del SUV di 2,5 non può essere considerato completamente
accurato e che non tutti i noduli che presentano un incremento dell'attività metabolica sono di natura maligna.

Infatti, vi sono delle patologie benigne che occasionalmente possono avere un'intensa captazione del tracciante, ed alcune lesioni maligne che possono avere una bassa attività glicolitica. In particolare alcune lesioni sono state in passato considerate di natura benigna per la bassa captazione di FDG mentre si trattava di risultati falsi negativi dovuti a carcinoidi e patologie di origine neuroendocrina. Inoltre anche gli adenocarcinomi cicatriziali e i carcinomi bronchiolo-alveolari possono essere di difficile rilevazione. Tuttavia queste lesioni possono presentare un aumento di captazione, seppure di modesta entità.

Le più frequenti patologie benigne caratterizzate da un aumento di captazione del tracciante sono quelle di natura granulomatosa: tubercolosi, istoplasmosi, coccidiomicosi. Anche la sarcoidosi e i processi infiammatori cronici possono essere la causa di un aumento di captazione, tuttavia queste patologie presentano dei quadri particolari di captazione.

Altri falsi positivi possono essere causati da adenomi, amartomi, neurofibromi e fibrosi. La Figura 2.7 mostra l'immagine di un nodulo polmonare sinistro. L'esame PET è positivo e l'esame istologico depone per la diagnosi di tumore non a piccole cellule. Le Figure 2.8 e 2.9 mostrano le immagini di un nodulo polmonare solitario destro di 1,5 cm di diametro. L'esame PET è negativo e la diagnosi è di broncocele risolto con un trattamento conservativo e fisioterapia. Le Figure 2.10 e 2.11 mostrano immagini di noduli polmonari bilaterali captanti FDG in un paziente affetto da sarcoidosi diagnosticata istologicamente.

Circa l'85% dei tumori polmonari metabolicamente attivi sono maligni. La captazione di FDG di un nodulo polmonare deve essere considerata di natura maligna fino a dimostrazione del contrario

---

La principale causa di falsi negativi è rappresentata da lesioni troppo piccole (meno di 1 cm) per le capacità di risoluzione spaziale della PET e da lesioni maligne ben differen-

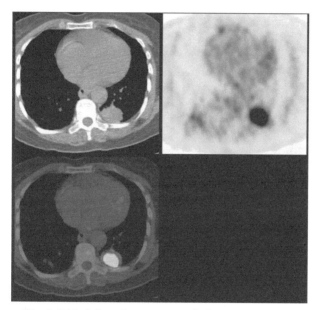

Fig. 2.7 Nodulo polmonare metabolicamente attivo

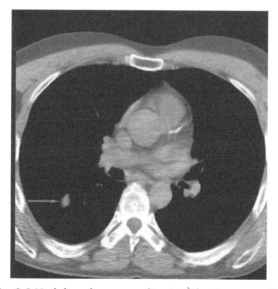

Fig. 2.8 Nodulo polmonare solitario. È benigno o maligno?

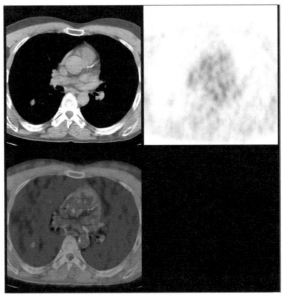

Fig. 2.9 Assenza di captazione di FDG. Diagnosi finale: broncocele

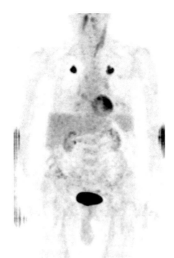

Fig. 2.10 Noduli polmonari bilaterali. Diagnosi finale: sarcoidosi polmonare metabolicamente attiva

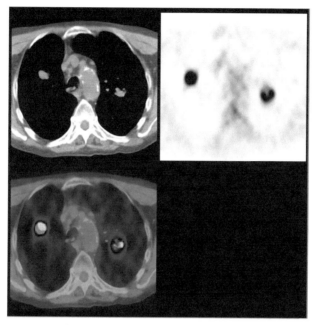

Fig. 2.11 Noduli polmonari bilaterali. Diagnosi finale: sarcoidosi polmonare metabolicamente attiva

ziate che non captano o captano poco FDG. Con l'avvento della tecnologia PET-TC è divenuto possibile aumentare la confidenza diagnostica; inoltre da osservazioni per ora solo aneddotiche sembra emergere un aumento della rilevazione delle lesioni. Piccole lesioni non visibili con la PET divengono invece evidenti con la TC nella finestra polmonare. Lesioni di 1-2 mm possono essere evidenziate in questo modo e, benché troppo piccole per poter essere caratterizzate con la TC, possono essere seguite nel tempo con indagini TC successive. Si sospetta che in questi casi le lesioni siano ben differenziate e abbiano una lenta crescita, poiché un basso SUV è associato ad un tempo di raddoppio della lesione più lungo ed a una diminuita sintesi di DNA. Per queste ragioni un eventuale ritardo nella diagnosi non è così rilevante in questa particolare popolazione di pazienti.

Falsi positivi	**Falsi negativi**
Granulomi	Tumori bronchioloalveolari
Sarcoidosi	Adenocarcinoma su cicatrice
Infiammazione	Carcinoidi
Infezioni	Tumori neuroendocrini
Adenomi	
Amartomi	
	Ma soprattutto...
Neurofibromi	Lesioni di piccole dimensioni (<1 cm.)
Fibrosi polmonare	Lesioni ben differenziate

STADIAZIONE DI TUMORI POLMONARI NON A PICCOLE CELLULE

Per procedere alla decisione di trattare chirurgicamente un tumore polmonare occorre raccogliere tutte le possibili informazioni di rilievo. La stadiazione condotta con procedure convenzionali si basa su una combinazione di informazioni ottenute mediante TC con mezzo di contrasto del torace e dell'addome (allo scopo di includere due comuni sedi di diffusione metastatica: le ghiandole surrenali e il fegato), mediastinoscopia, agobiopsia transbronchiale e perfino RM.

Caso 2

Nelle Figure 2.12 e 2.13 sono riportate le immagini MIP e assiali di una massa del lobo polmonare superiore sinistro. La massa ha un aspetto omogeneo all'indagine TC, mentre la captazione di FDG rivelata con la PET è osservabile solo alla periferia della lesione. Questo aspetto è tipico di neoplasie caratterizzate da necrosi centrale. L'iniziale indagine istologica non è diagnostica a causa di un campionamento bioptico non eseguito sui margini della lesione. Una biopsia eseguita successivamente all'indagine PET-TC permette invece di giungere ad una diagnosi di carcinoma a cellule squamose (un tipo di lesione che si manifesta spesso con necrosi centrale).

La TC è una tecnologia soddisfacente per la definizione

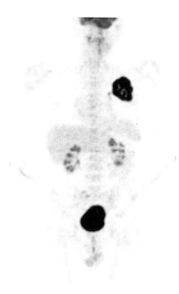

Fig. 2.12 Massa polmonare colliquata. Esame istologico non diagnostico

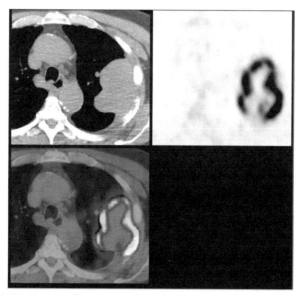

Fig. 2.13 Massa polmonare colliquata. Esame istologico non diagnostico

della sede e delle dimensioni delle lesioni polmonari primitive, mentre lo è meno per la caratterizzazione dei linfonodi mediastinici. In generale, nella pratica radiologica, i linfonodi mediastinici di diametro superiore ad 1 cm sono considerati anormali e pertanto più verosimilmente interessati da metastasi. Sfortunatamente l'accuratezza di questo criterio è compresa tra il 60% ed il 79%, poiché piccoli linfonodi possono contenere metastasi mentre in altri casi l'aumento di dimensioni può essere dovuto a una reazione di natura infiammatoria. È per questa ragione che la sovrastadiazione e la sottostadiazione possono verificarsi in una percentuale di casi che raggiunge il 40%. Alcuni studi hanno dimostrato che il 75% delle metastasi è presente in linfonodi che sono considerati di dimensioni normali. È stato dimostrato che l'impiego di una soglia inferiore ad 1 centimetro per definire il criterio di normalità non aumenta la sensibilità mentre determina una diminuzione della specificità e dell'accuratezza complessiva.

L'impiego della mediastinoscopia è riservato ai pazienti considerati chirurgicamente trattabili in base alla stadiazione TC ma in cui sono presenti linfonodi mediastinici aumentati di volume che richiedono una caratterizzazione approfondita. Questa procedura non è tuttavia scevra da rischi e può dare risultati falsi negativi in una percentuale di casi che può raggiungere il 10%. Benché l'agobiopsia transbronchiale abbia una elevata specificità, è caratterizzata da limitata sensibilità, non superiore al 50%, e presenta inoltre una elevata morbilità. Nella stadiazione dei linfonodi mediastinici, la superiorità della PET rispetto alla TC è stata dimostrata da numerosi studi retrospettivi e prospettici. La conclusione di molti studi è stata che il criterio dimensionale è inadeguato per la determinazione del coinvolgimento metastatico. Arita e collaboratori hanno preso in esame linfonodi di tutte le dimensioni di pazienti con diagnosi certa di neoplasia polmonare e scoperto che tra i linfonodi metastatici il 74% avevano dimensioni "normali".

Nelle immagini della Figura 2.14 sono visibili dei linfonodi ascellari e mediastinici di volume aumentato in cui non è visibile la captazione di FDG. Nelle immagini delle Figure 2.15 è visibile un piccolo linfonodo mediastinico

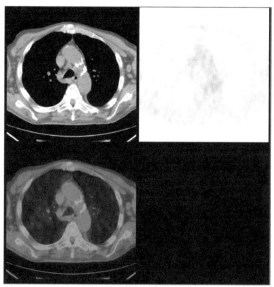

Fig. 2.14 Linfonodi ascellari e mediastinici ingranditi, considerati di natura reattiva per l'assente captazione di FDG

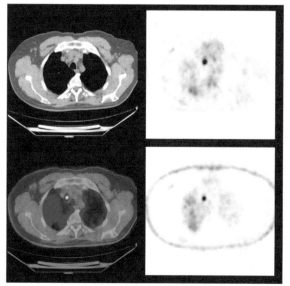

Fig. 2.15 Piccolo linfonodo mediastinico attivo. Cellule metastatiche da adenocarcinoma trovate dopo mediastinoscopia

avido di FDG. Con l'esame mediastinoscopico è stato diagnosticato un adenocarcinoma metastatico.

> **La stadiazione convenzionale dei linfonodi basata sulla sola determinazione delle dimensioni può spesso essere fuorviante. Le immagini PET consentono una migliore stadiazione dei linfonodi, con accuratezza maggiore rispetto alla sola TC**

L'accuratezza diagnostica maggiore viene attualmente ottenuta mediante l'impiego della PET-TC con la quale sono stati raggiunti valori di accuratezza diagnostica del 90% per quanto concerne il coinvolgimento linfonodale mediastinico. In particolare, mediante la PET è possibile ottenere in modo ripetibile una distinzione tra lo stadio di malattia linfonodale N2, operabile, e quello N3, non operabile. Nelle Figure 2.16 e 2.17 sono rappresentate immagini MIP e assiali in cui sono visibili un tumore primitivo ilare sinistro con collasso distale del lobo superiore sinistro e un versamento pleurico sinistro in cui non è evidente alcuna captazione di tracciante.

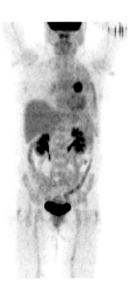

Fig. 2.16 Immagine MIP che mette in evidenza una lesione ilare sinistra

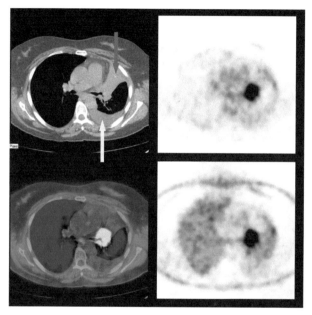

Fig. 2.17 Immagini assiali che mettono in evidenza una lesione ilare sinistra associata ad un'area di atelettasia del lobo superiore inattiva metabolicamente (*freccia rossa*), e versamento pleurico (*freccia gialla*)

> **Senza l'aiuto della PET-TC può essere difficile differenziare un tumore attivo dalla atelettasia o da tessuto necrotico. Si vedano le Fig. 2.12, 2.13, 2.17, 2.32 e 2.33**

In uno studio prospettico, Pieterman ha paragonato i risultati della stadiazione prechirurgica del mediastino mediante TC con mezzo di contrasto e mediante PET, ed ha riscontrato non solo che la PET ha una sensibilità e specificità che è circa il 20% superiore di quella della TC, ma che mediante la PET è possibile identificare la presenza di metastasi a distanza nel 10% dei pazienti esaminati. Dato il così alto valore predittivo negativo della PET, il paziente può essere avviato all'intervento senza ulteriori indagini di stadiazione.

Non solo la PET-TC è superiore alle altre metodiche non invasive impiegate nella stadiazione del mediastino, ma essa presenta anche il vantaggio di permettere uno studio dell'intero corpo che rende possibile rilevare la presenza di metastasi a distanza. L'efficacia della PET e della PET-TC nella rilevazione di malattia metastatica a distanza è stata descritta in una serie di pubblicazioni scientifiche; lesioni inattese sono state osservate in un numero variabile tra l'11% e il 44% dei casi studiati. Attraverso numerosi studi è stato dimostrato che la diagnostica PET ha un'accuratezza maggiore delle tecniche di diagnostica per immagini convenzionale costituite da TC con mezzo di contrasto del torace e dell'addome e da scintigrafia ossea.

Le più comuni sedi di metastasi da tumore polmonare non a piccole cellule sono i surreni, il fegato, lo scheletro e il cervello. PET e PET-TC sono accurate per la valutazione delle metastasi surrenaliche ed epatiche. Nonostante riscontri contrari è esperienza degli autori l'osservazione di numerose metastasi in surreni apparentemente normali; questa osservazione è probabilmente il risultato di un uso sistematico della PET-TC per la stadiazione preoperatoria di tutte le masse polmonari.

In generale le lesioni litiche dello scheletro si manifestano con un'elevata captazione di FDG e come tali sono rilevabili tempestivamente con la PET. Vi sono evidenze che la PET è meno sensibile della scintigrafia ossea nel caso di metastasi osteoblastiche, ma i risultati di altri studi indicherebbero una maggiore sensibilità e specificità della PET-TC rispetto alla scintigrafia ossea nella rilevazione di secondarismi da neoplasia polmonare.

ESEMPI DI MALATTIA NON ATTESA IN BASE ALLA STADIAZIONE CONVENZIONALE

Nelle Figure 2.18 e 2.19 sono rappresentate immagini PET di un tumore dell'ilo con un'ipercaptazione di tracciante nella surrenale destra. Tuttavia nessuna anomalia era visibile alle surrenali all'esame TC.

È provato che la rimozione di una lesione surrenalica al momento della resezione di un tumore polmonare determina un incremento dell'aspettativa di vita.
Metastasi epatiche, surrenaliche, cerebrali ed ossee sono comuni nel tumore del polmone, ma spesso non sono riconosciute con le metodiche convenzionali

---

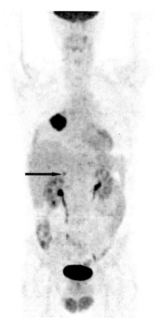

Fig. 2.18 Massa ilare destra e metastasi surrenalica destra non nota

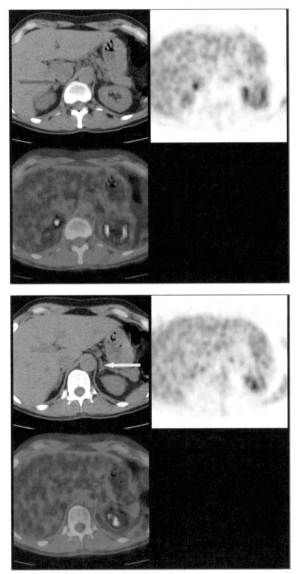

Fig. 2.19 Surrene sinistro normale; metastasi surrenalica destra non nota

Nelle Figure comprese tra 2.20 e 2.22 è visibile nel lobo inferiore destro un tumore polmonare non a piccole cellule e un'area subcapsulare di ipercaptazione nel lobo destro del fegato. Nelle Figure comprese tra 2.23 e 2.25 è visibile un tumore nel polmone destro con un coinvolgimento dei linfonodi ilari destri e una metastasi isolata nel gluteo sinistro.

La captazione nel grasso bruno attivato rende difficoltosa l'interpretazione di uno studio PET, ma il grasso può essere facilmente differenziato dai linfonodi confrontando le immagini con la TC

Nelle Figure comprese tra 2.26 e 2.28 sono riportati esempi di ipercaptazione scheletrica visibili solo mediante PET-TC. La TC non evidenzia anormalità, nessuna di queste lesioni è visibile con la scintigrafia ossea. Nelle Figure comprese tra 2.29 e 2.31 è visibile una metastasi del segmento medio del femore destro, conseguenza di un tumore primitivo polmonare. Sono da notare sia un assottigliamento sia un'espansione della corticale ossea. La stadiazione convenzionale TC, di solito non estesa oltre il fegato e le surrenali, non metterebbe in evidenza la lesione del femore.

RILEVAZIONE DI RECIDIVE DI MALATTIA

La rilevazione di recidive di malattia può essere resa difficile dagli effetti della radioterapia o dai processi infiammatori postoperatori. In pazienti trattati con radioterapia può verificarsi una polmonite da radiazioni: in questo caso può essere difficile escludere recidive, nonostante questa patologia possa presentarsi con un quadro TC caratteristico. In questi casi viene raccomandata l'esecuzione di un esame PET-TC non prima di tre mesi dalla fine della radioterapia, per evitare che ogni attività dovuta alla presenza di macrofagi nella sede della reazione infiammatoria possa causare risultati falsi positivi. Un intervallo analogo viene raccomandato nel caso di interventi chirurgici allo scopo di per-

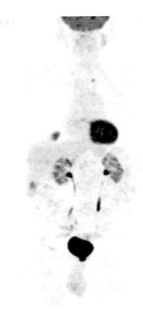

Fig. 2.20 Tumore polmonare destro con metastasi epatiche

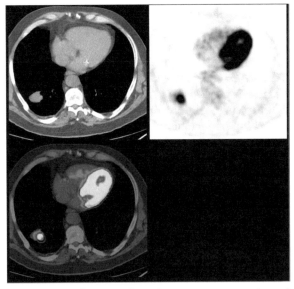

Fig. 2.21 Tumore polmonare ilare destro con metastasi epatica

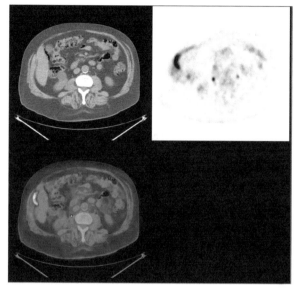

Fig. 2.22 Tumore polmonare destro con metastasi epatica

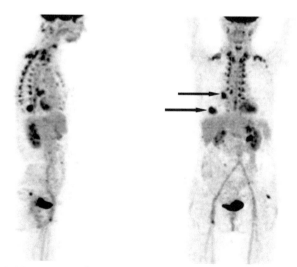

Fig. 2.23 Tumore polmonare destro con interessamento dei linfono-di ilari di destra ed intensa captazione del grasso bruno del collo e del torace. Proiezioni MIP antero-posteriore e laterale

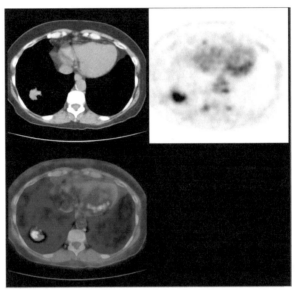

Fig. 2.24 Tumore polmonare destro con interessamento dei linfono-di ilari di destra ed intensa captazione del grasso bruno del collo e del torace. Proiezioni MIP antero-posteriore e laterale

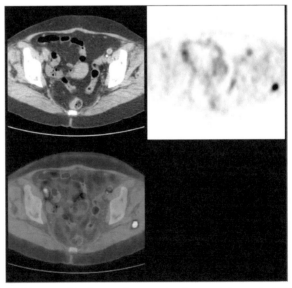

Fig. 2.25 Metastasi isolata nel muscolo gluteo sinistro da NSCLC

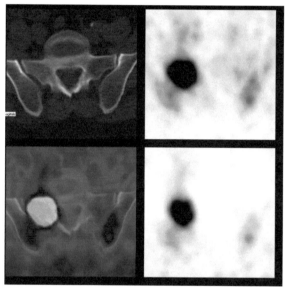

Fig. 2.26 Metastasi ossea a livello dell'ala sacrale destra

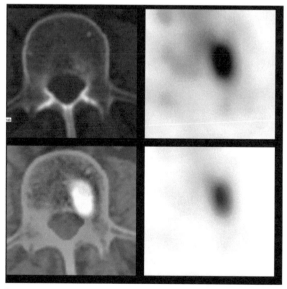

Fig. 2.27 Metastasi ossea in un corpo vertebrale

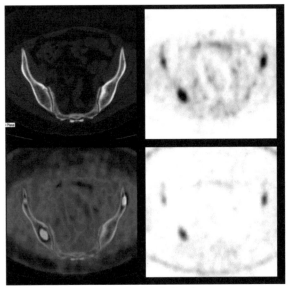

Fig. 2.28 Metastasi ad entrambe le ali iliache

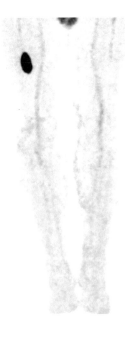

Fig. 2.29 Metastasi non sospettata clinicamente alla diafisi femorale destra
derivante da tumore polmonare

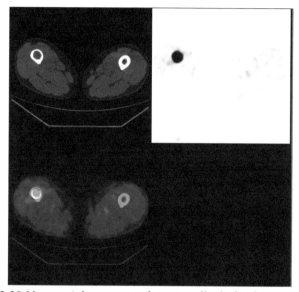

Fig. 2.30 Metastasi da tumore polmonare alla diafisi femorale destra non sospettata clinicamente

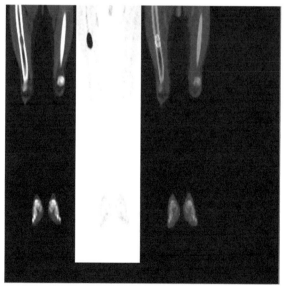

Fig. 2.31 Metastasi da tumore polmonare alla diafisi femorale destra non sospettata clinicamente

mettere una normalizzazione delle condizioni postoperatorie. Il principale scopo della stadiazione è quello di permettere una decisione responsabile riguardo al trattamento più appropriato da intraprendere. Numerosi studi hanno dimostrato chiaramente che la stadiazione TNM ottenuta mediante l'impiego della PET-TC è correlata ai dati di sopravvivenza in modo pressoché lineare, al contrario di quanto avviene con la TC. Impiegando la PET-TC è possibile non solo un'accurata stadiazione, ma anche una valutazione prognostica indipendente. Numerosi studi sono stati condotti per valutare la captazione di FDG e per correlarla alla sopravvivenza. Ahuja e i suoi collaboratori hanno dimostrato che pazienti con SUV superiore a 10 hanno una mediana di sopravvivenza inferiore a quella di pazienti con SUV inferiore a 10. Dhital ha osservato una mediana di sopravvivenza inferiore a 6 mesi in pazienti con SUV superiore a 20. È stato anche osservato che pazienti affetti da tumori con un minore grado di attività, SUV inferiore a 5, e stadio I di malattia hanno una sopravvivenza a 5 anni che è più del quintuplo di quella di pazienti con tumori in cui il SUV è superiore a cinque.

È stata anche dimostrata una correlazione tra la captazione di FDG e altre variabili tra cui la velocità di crescita tumorale, il tasso di proliferazione cellulare e il grado di differenziamento. La maggior parte delle informazioni prognostiche finora acquisite riguarda i pazienti con tumori polmonari non a piccole cellule, tuttavia i risultati sporadici ottenuti da studi in tumori a piccole cellule sembrano confermare il valore prognostico dell'uso della PET anche in questi istotipi.

PET-TC NELLA VALUTAZIONE DELLA RISPOSTA ALLA TERAPIA E NELLA PIANIFICAZIONE DELLA RADIOTERAPIA

Si è già detto che la captazione di FDG è correlata alla crescita e alla proliferazione del tumore. In base è questa osservazione viene anche quantificata la risposta metabolica del tumore alla terapia. Weber e i suoi collaboratori hanno osservato che una riduzione del SUV di almeno il 20% a seguito della terapia è correlato con la risposta complessiva alla stessa, con il tempo medio di progressione e la sopravvivenza. I pareri sul momento in cui sia più opportuno valutare la risposta alla terapia mediante uno studio PET non sono unanimi. Risultati ottenuti una settimana dopo l'inizio della chemioterapia possono già dare un'informazione abbastanza accurata sul grado di risposta al trattamento, anche se un esame eseguito sei settimane dopo il completamento della chemioterapia e non prima di tre mesi dal completamento della radioterapia è generalmente considerato più attendibile. Questo tempo di attesa consente di evitare i problemi di interpretazione che possono insorgere per la eventuale presenza di una polmonite da radiazioni.

È stata inoltre dimostrata una maggiore risposta al trattamento nei tumori con più elevato grado di captazione preterapia rispetto a quelli a basso grado di captazione, e che la persistente captazione di tracciante dopo la terapia è un indice predittivo di ripresa di malattia.

Diversi studi sono stati condotti per esaminare l'uso della PET-TC nella definizione dei piani di trattamento con radioterapia. È ovviamente importante una copertura adeguata dei diversi volumi di trattamento delle neoplasie (GTV, CTV e PTV) ma è necessario evitare una irradiazione non necessaria al tessuto normale. È stato dimostrato che con l'impiego della PET-TC la definizione dei volumi di trattamento è più accurata rispetto all'uso della sola TC. In particolare la PET-TC è una metodica eccellente per la distinzione tra tumore e atelectasia distale.

Nella Figura 2.32 è riportata un'immagine esemplificativa di un tumore centrale con collasso polmonare periferico, i cui margini non sono chiaramente distinguibili mediante la sola TC. Nella Figura 2.33 è riportata un'immagine di fusione PET-TC che dimostra chiaramente la presenza di un tumore metabolicamente attivo centrale e di tessuto polmonare atelectasico; questa distinzione consente di definire un piano di trattamento che permette di evitare l'irradiazione del tessuto normale.

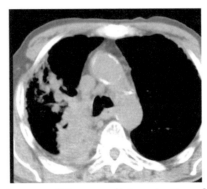

Fig. 2.32 Paziente candidato a radioterapia. Dove finisce la neoplasia e dove inizia l'atelettasia polmonare?

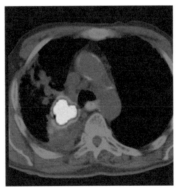

Fig. 2.33 Paziente candidato a radioterapia. Dove finisce la neoplasia e dove inizia l'atelettasia polmonare?

TUMORI A PICCOLE CELLULE E MESOTELIOMI

È un concetto comunemente accettato quello che la diagnosi di tumore polmonare a piccole cellule equivale a quella di malattia disseminata. Tuttavia questo non è sempre vero. Raramente, vengono riscontrati tumori polmonari a piccole cellule che possono essere trattati chirurgicamente con intento curativo o che possono essere trattati con una combinazione di cicli di radio e chemioterapia. L'uso principale della PET-TC nei pazienti con tumori polmonari a piccole cellule è per la stadiazione di malattia e per la valutazione dell'opportunità di praticare una chemioterapia associata ad una radioterapia mirata.

Il ruolo della PET-TC in questo caso è tuttora in via di valutazione, ma vi sono alcuni risultati che indicano che la PET può essere utilizzata per mettere in evidenza in modo accurato uno stadio di malattia più avanzato rispetto a quanto presumibile impiegando solo le metodiche convenzionali, e nella rilevazione di neoplasie occulte che si manifestano come sindromi paraneoplastiche associate ai tumori polmonari a piccole cellule.

È stato dimostrato che l'indagine PET-TC è una metodica sensibile per la rilevazione dei mesoteliomi, frequentemente riscontrati nelle formazioni pleuriche attive in pazienti precedentemente esposti ad asbesto.

Nelle Figure 2.34 e 2.35 sono riportate le immagini MIP in proiezione antero-posteriore e laterale di una giovane donna affetta da mesotelioma. È da notare la distribuzione periferica della captazione di FDG, pleurica, che è tipica di questa patologia; nella Figura 2.36 è rappresentata un'immagine assiale relativa alla stessa paziente che mette in evidenza la pleura ispessita ed ipermetabolica. Nella Figura 2.37 viene rappresentata un'immagine in cui sono visibili le corde vocali di un soggetto che ha parlato per tutto il periodo di captazione del tracciante, compreso tra la somministrazione endovenosa di FDG e l'acquisizione delle immagini. Nella Figura 2.38 si osserva invece una captazione asimmetrica di FDG presente nella corda vocale di destra e non in quella di sinistra. Questo aspetto potrebbe essere dovuto alla presenza di una neoplasia maligna della corda vocale di destra, ma in questo caso la corda vocale di destra è normale e la captazione è fisiologica. Vi è per contro una riduzione di captazione della corda vocale di sinistra conseguenza di una paralisi del nervo laringeo di sinistra provocato da una massa ilare sinistra (non rappresentata).

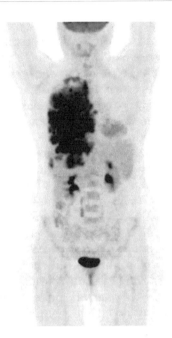

Fig. 2.34 Mesotelioma della pleura destro in assenza di esposizione all'amianto

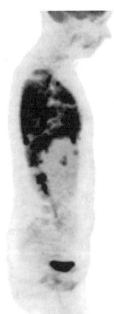

Fig. 2.35 Mesotelioma della pleura destra in assenza di esposizione all'amianto

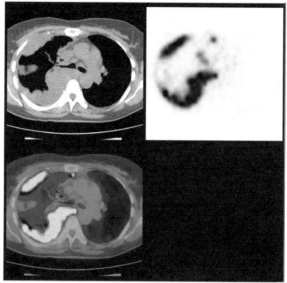

Fig. 2.36 Mesotelioma della pleura destra in assenza di esposizione all'amianto. Immagine assiale che mette in evidenza l'ispessimento pleurico

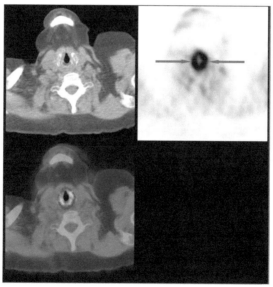

Fig. 2.37 Captazione simmetrica delle corde vocali, dovuta al fatto che il paziente ha parlato dopo la somministrazione di FDG

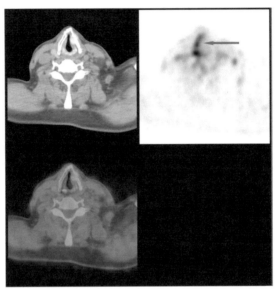

Fig. 2.38 Ridotta captazione della corda vocale sinistra dovuta a paralisi del nervo ricorrente da tumore ilare polmonare

Capitolo 3

Linfomi

INTRODUZIONE

I linfomi sono generalmente divisi in: linfoma di Hodgkin (LH) e in alternativa ad esso, una serie di condizioni eterogenee definite linfomi non-Hodgkin (LNH). Il LH tende a coinvolgere una singola stazione linfonodale e a diffondersi in maniera prevedibile lungo la catena linfatica, mentre i LNH sono malattie multifocali ad esordio tardivo e con aspetto diffuso.

I linfomi tendono ad essere sia chemio che radiosensibili; la malattia localizzata può essere efficacemente trattata con la radioterapia, mentre le forme disseminate richiedono chemioterapie sistemiche.

	Linfoma di Hodgkin	Linfomi non Hodgkin
Incidenza	3/10.000	20/10.000
Età d'insorgenza	Bimodale: 20-30 anni e oltre i 70 anni	L'insorgenza aumenta con l'età
Maschi:femmine	3M:2F	8M:7F
Diffusione	Progressione prevedibile lungo la la catena linfatica	Progressione non prevedibile spesso multifocale
Sopravvivenza a 5 anni	70%-80%	40%-70%
Terapia	Radioterapia nelle forme localizzate e chemioterapia nelle forme disseminate	

La prognosi dei pazienti con linfoma è correlata allo stadio di malattia al momento della diagnosi; una stadiazione accurata ed efficace è indispensabile per la definizione di una strategia terapeutica appropriata. Per la stadiazione dei linfomi viene comunemente impiegata la classificazione di Ann Arbor (Tabella 3.1); questa classificazione sviluppata inizialmente per i LH è stata rielaborata per essere impiegata anche nei LNH.

Tabella 3.1 Stadiazione dei linfomi: Classificazione di Ann Arbor

Stadio I
Coinvolgimento di una sola regione linfatica (I); coinvolgimento limitato di un singolo organo o sede extralinfatica (IE).

Stadio II
Coinvolgimento di due o più regioni linfatiche dallo stesso lato del diaframma (II), oppure interessamento localizzato di un solo organo o sede extralinfatica assieme all'interessamento di una o più sedi linfatiche dallo stesso lato del diaframma (IIE).

Stadio III
Coinvolgimento di più regioni linfatiche sopra e sotto il diaframma (III), che può essere accompagnato da interessamento localizzato di un organo o sede extralinfatica (IIIE), o della milza (IIIS) o di entrambi (IIIES).

Stadio IV
Coinvolgimento diffuso o disseminato di uno o più organi o sedi extralinfatiche con o senza coinvolgimento di sedi linfatiche.

Tratto da Lister TA, Crowther D, Sutcliffe SB, et al. Report of a committe convened to discuss the evaluation and staging of patients with Hodgkin's disease. J Clin Oncol 1989;7:1630-1636

Nel corso degli ultimi 10-15 anni l'uso della tecnologia PET ha avuto una notevole diffusione nella valutazione dei pazienti con linfomi, sia Hodgkin che non-Hodgkin. L'indagine PET-TC non solo è utile nella stadiazione e nell'identificazione delle sedi dove eseguire una biopsia, ma anche nell'identificazione di focolai di malattia residua, nella valutazione della risposta alla terapia e nella ristadiazione. Mediante l'indagine PET-TC dell'intero corpo è possibile ottenere un quadro completo dell'estensione e della distribuzione anatomica della malattia e definire quindi una strategia terapeutica appropriata.

Ruolo della PET-TC nei linfomi
Valutazione della risposta alla terapia/malattia residua
Riconoscimento delle recidive
Diagnosi iniziale e stadiazione
Identificazione dei siti idonei alla biopsia

..e forse...
Monitoraggio della malattia
Pianificazione della radioterapia

Nella Figura 3.1 è riportata un'immagine esemplificativa di un paziente con linfoma non-Hodgkin con coinvolgimento dei linfonodi latero-cervicali destri (stadio I). Dopo valutazione mediante esame PET-TC si è evidenziato il reale stadio di malattia (stadio IV): focolai di malattia sono visibili all'esame PET nel collo, mediastino e addome, indicati nelle immagini con le frecce. Un quadro di normale captazione è visibile nel cervello e nell'apparato urinario.

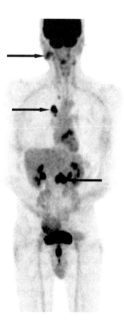

Fig. 3.1 Un esempio di malattia in stadio IV. NHL con interessamento del mediastino, collo e addome

VALUTAZIONE DELLA RISPOSTA AL TRATTAMENTO

Vi sono numerose dimostrazioni del fatto che mediante l'esame PET-TC è possibile prevedere la durata del periodo libero da malattia e la probabilità di sopravvivenza già dopo due cicli di chemioterapia. I pazienti in cui l'indagine PET è positiva per la presenza di malattia dopo la terapia sono ad alto rischio di recidive e inoltre in questi pazienti dovrebbe essere presa in considerazione l'ipotesi di terapie più aggressive. Nel caso in cui con l'indagine PET dopo la terapia non vengano evidenziate aree di anormale captazione, la prognosi può essere più favorevole, seppure siano comunque possibili casi di recidive. Recenti osservazioni suggeriscono che la presenza del marcatore tumorale bcl2 è correlato alla comparsa di recidive nei linfomi che inizialmente rispondono al trattamento. Ulteriori indagini sono necessarie per evidenziare l'utilità dell'impiego della sorveglianza mediante PET in questa particolare popolazione di pazienti.

Caso I

Si tratta del caso di un paziente maschio di 40 anni in cui sono comparsi sudorazione notturna, splenomegalia e alcuni linfonodi palpabili latero-cervicali. I risultati della biopsia hanno permesso di diagnosticare un linfoma a grandi cellule-B. Mediante un esame PET-TC precedente l'inizio della terapia è stata messa in evidenza una malattia diffusa sopra e sottodiaframmatica, si evidenzia anche un aumento del metabolismo in sede latero-cervicale, mediastinica, ascellare sinistra e splenica, oltre che dei linfonodi aorto-cavali e para-aortici. A seguito del trattamento con chemioterapia si è verificata una completa normalizzazione delle alterazioni metaboliche messe in evidenza con l'esame PET-TC.

Nella Figura 3.2 è riportata un'immagine MIP preterapia che mette in evidenza la presenza di focolai di malattia in sede latero-cervicale sinistra e ascellare sinistra; ulteriori focolai sono osservabili a livello mediastinico e splenico; anche le catene linfonodali aorto-cavali e para-aortiche sono coinvolte. Nella Figura 3.3 vengono paragonate le immagini pre e post terapia. Le immagini acquisite successivamente alla terapia mettono in evidenza un'attività metabolica normale in cervello, cuore, fegato e milza e una visua-

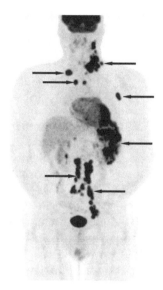

Fig. 3.2 Linfoma a cellule-B. Immagine MIP prima della terapia

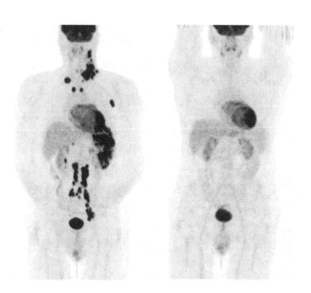

Fig. 3.3 Linfoma a cellule-B. Esami prima e dopo terapia che mettono in evidenza la completa risposta metabolica al trattamento

lizzazione normale dei reni e delle vie urinarie. Il paziente è rimasto libero da malattia per i due anni successivi alla terapia.

La valutazione precoce della risposta al trattamento dopo la chemioterapia è un'area relativamente nuova ed interessante in cui l'uso della PET-TC permette di ottenere risultati migliori di quelli conseguibili con le tecniche di diagnostica per immagini convenzionali. Dato che i linfomi sono spesso chemio e radio-sensibili, una rapida variazione del loro metabolismo è frequentemente osservata dopo la terapia. Nella Figura 3.4 sono messe a confronto le immagini MIP pre e post terapia di un paziente affetto da linfoma gastrico. Anche in questo caso l'attività metabolica patologica è completamente scomparsa dopo il trattamento e questo rappresenta un indice prognostico favorevole. Uno studio PET con FDG eseguito precocemente nel corso della chemioterapia può permettere di classificare il paziente e di distinguere tra responsivi e non responsivi.

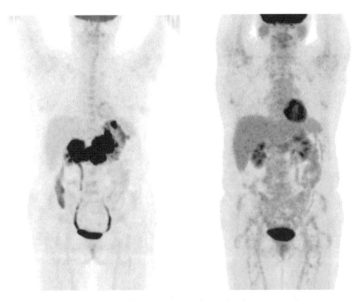

Fig. 3.4 Esami prima e dopo terapia di un linfoma gastrico mettono in evidenza la completa risposta alla terapia

Non vi è consenso su quando dovrebbe essere eseguito l'esame PET post terapia, tuttavia si possono avere sia falsi positivi che falsi negativi se la scansione PET viene eseguita troppo presto.

PET-TC NELLE RECIDIVE DI MALATTIA

È stato dimostrato che la PET-TC è lo strumento più efficace nella valutazione dei pazienti con sospetto di recidive di linfoma e che l'indagine PET-TC ha una sensibilità e specificità maggiore di quelle TC e RM usate in combinazione.

Caso 2

Si tratta del caso di un paziente con pregressa diagnosi di linfoma esofageo di alto grado. Ad una visita medica di controllo è stata rilevata la presenza di un linfonodo palpabile nel cavo ascellare sinistro; l'esame TC ha confermato la presenza di un linfonodo ascellare sinistro di circa 3 cm e di alcuni linfonodi para-aortici ai quali non è stato attribuito significato patologico poiché invariati rispetto ad un precedente esame TC. Il paziente è stato poi sottoposto ad un'indagine PET-TC allo scopo di caratterizzare meglio il linfonodo ascellare e indagare in modo approfondito la possibile presenza di ulteriori focolai di malattia. Nelle Figure comprese tra la 3.5 e la 3.8 sono rappresentate varie immagini di questo paziente: un'immagine MIP (Figura 3.5), e una sequenza di immagini assiali che rivelano la presenza di malattia linfonodale ascellare (Figura 3.6), in sede para-aortica (Figura 3.7), e dei linfonodi iliaci esterni (Figura 3.8). L'indagine PET-TC ha permesso di mettere in evidenza una malattia recidivante molto più estesa di quanto sospettato.

Caso 3

Si tratta del caso di un paziente maschio di media età con sospetta recidiva di linfoma a cellule-T ad alto grado. Il paziente riferisce sudorazione notturna e dolore addominale. L'indagine TC del torace, addome e pelvi è normale. Nella Figura 3.9 è rappresentata un'immagine MIP in cui sono visibili due aree di captazione anormale: la prima in sede addominale destra e la seconda nell'ilo polmonare destro.

Fig. 3.5 Recidiva di un linfoma esofageo ad alto grado

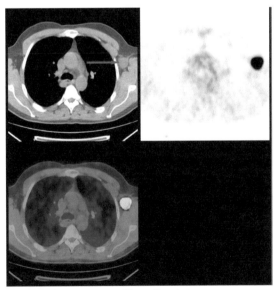

Fig. 3.6 Linfonodo positivo nell'ascella sinistra

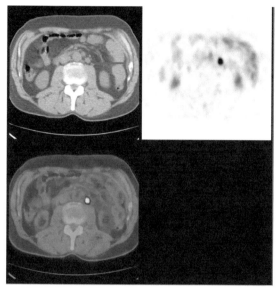

Fig. 3.7 Linfonodo positivo nella catena paraortica

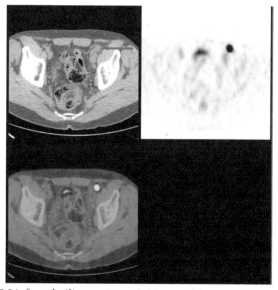

Fig. 3.8 Linfonodo iliaco esteso sinistro positivo

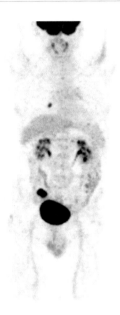

Fig. 3.9 Possibile recidiva di linfoma a cellule-T ad alto grado

Nella Figura 3.10 è visibile un'area di ipercaptazione riferibile ad una recidiva in sede ileale distale e nella Figura 3.11
è visibile un coinvolgimento ulteriore riferibile ad un linfonodo ilare destro. Entrambe queste lesioni hanno avuto una
conferma istologica.

> **Questi pazienti sarebbero stati trattati con radioterapia
> locale per una singola recidiva. La PET-TC ha sovrastadiato
> la malattia suggerendo un trattamento sistemico, più
> appropriato all'estensione della malattia**

MASSE RESIDUE POST-TERAPIA

L'esame convenzionale mediante TC viene comunemente
eseguito per la valutazione dei pazienti al termine della terapia. L'indagine TC non permette tuttavia di distinguere tra
una massa fibrotica post-terapia ed una lesione attiva; la
presenza di una massa residua attiva può invece essere

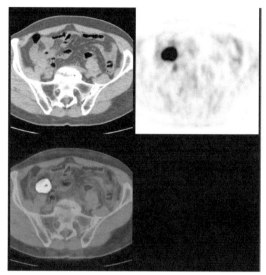

Fig. 3.10 Possibile recidiva di linfoma a cellule T ad alto grado. La figura mette in evidenza la captazione patologica di FDG nel piccolo intestino distale, risultato normale all'esame TC

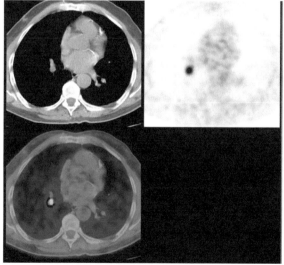

Fig. 3.11 Captazione di FDG non sospettata clinicamente all'ilo polmonare destro

messa in evidenza mediante l'esame PET che permette lo studio dell'attività metabolica. Il tipo di risposta metabolica alla terapia è correlato all'esito a lungo termine. Nei pazienti in cui è presente un'elevata captazione di FDG anche dopo la terapia è alto il rischio di recidive (superiore al 90%); in questi casi dovrebbe essere presa in considerazione una terapia più aggressiva. Non vi è consenso su quanto tempo debba trascorrere prima di eseguire l'esame PET-TC post terapia, tuttavia scansioni eseguite dopo due o tre cicli di chemioterapia possono essere indicativi della scomparsa di malattia e predittivi rispetto alle aspettative di sopravvivenza.

Caso 4

Si tratta del caso di un paziente maschio di 55 anni trattato in precedenza per un LNH follicolare. Il paziente è stato sottoposto ad un esame PET-TC 6 settimane dopo la chemioterapia per valutare la risposta metabolica al trattamento. Esaminate attentamente l'immagine post terapia (Figura 3.12a) cercando di identificare le sedi di captazione anomala che vengono poi indicate dalle frecce nella Figura 3.12b. Avete notato l'area di captazione nella coscia sinistra? In questo caso non si è verificata una risposta completa alla terapia ed è visibile una captazione residua in sede ascellare sinistra, epatica, e pelvica destra. Un ulteriore focale, tenue accumulo di FDG è visibile nella porzione mediale del muscolo della coscia sinistra.

Nelle Figure dalla 3.13 alla 3.16 si possono osservare i reperti misconosciuti all'esame TC. Il paziente è stato quindi sottoposto a terapie più aggressive a cui non ha risposto andando incontro ad exitus 18 mesi dopo questa indagine PET. Questo studio chiaramente mette in evidenza quanto efficace sia l'esame PET-TC nella valutazione della risposta a terapia rispetto alle indagini TC convenzionali.

**L'esame PET-TC dopo trattamento identifica
la presenza di malattia residua in modo più accurato
rispetto alle altre metodiche**

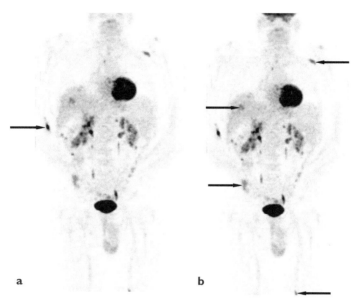

Fig. 3.12 Persistenza di malattia residua dopo trattamento

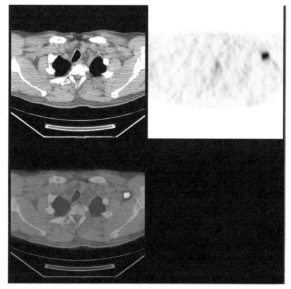

Fig. 3.13 Piccolo linfonodo ascellare sinistro, non patologico alla TC

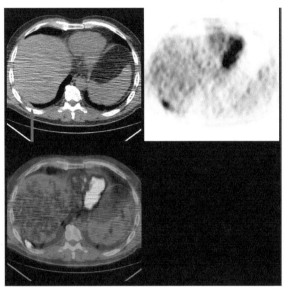

Fig. 3.14 Piccola metastasi epatica in regione sottocapsulare non vista alla TC

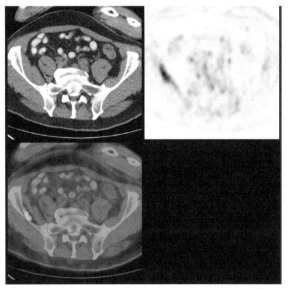

Fig. 3.15 Metastasi al muscolo iliaco destro, non vista alla TC

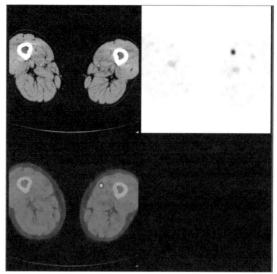

Fig. 3.16 Un altro esempio di metastasi al muscolo adduttore destro. Questa lesione non era stata rilevata con la TC

DIAGNOSI INIZIALE E STADIAZIONE

La PET-TC ha elevata sensibilità (>90%) per la diagnosi dei più comuni tipi di linfoma. Risulta, invece, meno attendibile in caso di linfoma MALT (mucosa-associated lymphoid tissue) e LNH a piccole cellule che vengono diagnosticati mediante PET nel 50-90% dei casi.

È importante ricordare la possibilità di incorrere in risultati falsi positivi dovuti a processi infiammatori e granulomatosi causati dall'attivazione dei macrofagi, i quali utilizzano elevate quantità di energia durante i processi di respirazione cellulare, digerendo frammenti cellulari attorno ai tessuti infiammati. Questo giustifica la necessità di conferma istologica in ogni caso di accumulo anomalo di radiofarmaco. L'indagine PET-TC pertanto permette di valutare l'estensione di malattia e di identificare le sedi ottimali per il prelievo bioptico.

La stadiazione permette di discriminare tra pazienti nei quali è necessaria la radioterapia locale e quelli in cui è necessaria la terapia sistemica. È stato dimostrato che la stadiazione con la PET-TC è molto più accurata della stadiazione mediante TC tradizionale, scintigrafia con gallio e con la sola PET.

Caso 5

Questo è un caso inusuale di linfoma follicolare del cuoio capelluto. La conferma istologica di malattia si è ottenuta mediante biopsia del cuoio capelluto, mentre le metodiche di diagnostica per immagini convenzionali hanno permesso di mettere in evidenza solo piccoli linfonodi nel collo, peraltro considerati di dimensioni nella norma. Una successiva indagine PET-TC è stata usata per valutare questi linfonodi e ricercare eventuali metastasi a distanza. La Figura 3.17 mostra l'immagine MIP; le linee scure verticali sono dovute ad artefatti, spesso riscontrati soprattutto in caso di pazienti obesi.

L'esame PET-TC ha permesso di evidenziare la captazione bilaterale di FDG nei piccoli linfonodi latero-cervicali. Questi linfonodi sono stati sottoposti a biopsia sotto guida ecografica: l'esame istologico ha permesso di confermare la presenza di cellule di linfoma follicolare. Questi linfonodi sono visibili nelle immagini assiali della Figura 3.18.

> I risultati della **PET-TC** possono essere utili per determinare quale linfonodo sottoporre ad esame istologico. In un soggetto normale ci sono oltre 300 linfonodi nella regione della testa e collo ed il criterio dimensionale non è un valido indice per stimare il possibile coinvolgimento tumorale

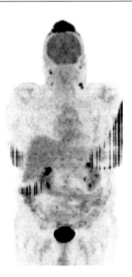

Fig. 3.17 Insolita presentazione di un linfoma follicolare dello scalpo

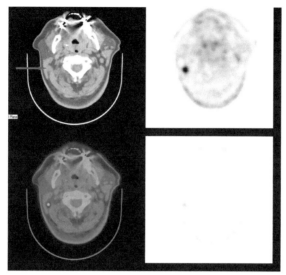

Fig. 3.18 Piccoli linfonodi patologici al collo in sede destra

VALUTAZIONE PRE-TRAPIANTO

Sono stati condotti diversi studi per valutare l'efficienza diagnostica della PET rispetto alla TC in pazienti affetti da linfomi aggressivi (sia LNH che LH) sottoposti a chemioterapia citoriduttiva di salvataggio seguita da chemioterapia ad alte dosi e trapianto cellulare di cellule autologhe. I risultati hanno messo in evidenza che i reperti PET sono correlati in modo significativo con il periodo di sopravvivenza libero da malattia e possono essere usati per predire il successo del trapianto con elevata accuratezza. L'accuratezza predittiva della PET è risultata superiore al 90% rispetto a quella della TC (inferiore al 60%).

PEDIATRIA

Sebbene i dati a supporto dell'uso della PET nei linfomi pediatrici siano meno numerosi di quelli per il paziente adulto, dati preliminari suggeriscono che la PET è un valido strumento in questo gruppo di età come negli adulti.

Attraverso uno studio retrospettivo sui tumori pediatrici in 60 pazienti con LH e LNH, è stato dimostrato che l'impiego della PET è stato utile nel 75% dei pazienti e ha permesso di modificare la gestione dei pazienti nel 32% dei casi. In un altro studio, l'impiego della TC e della PET ha portato a differente stadiazione in 6 di 25 pazienti pediatrici affetti da varie tipologie di linfoma (4 sopra-stimati, 2 sotto-stimati). In un altro studio retrospettivo su LH e LNH è stato riportato che con l'impiego della PET nel 10,5% dei pazienti con malattia in fase iniziale, veniva modificata la stadiazione della malattia e il trattamento, e veniva correttamente valutata la risposta precoce in 16 su 19 pazienti, con una specificità del 95% in pazienti a fine trattamento e una specificità del 94% nel follow-up sistematico (in confronto, rispettivamente al 54% e al 66%, delle metodiche di diagnostica tradizionale).

Una differenza fra adulti e bambini si riscontra nell'incremento di frequenza dell'attivazione timica in questi ultimi. Infatti, mentre può essere facilmente riconosciuta l'attività timica normale, ci possono talvolta essere difficoltà interpretative in bambini con masse residue dopo terapia nel mediastino anteriore.

PET-TC COME STRUMENTO PROGNOSTICO

L'intensità di captazione e la sua correlazione con l'indice mitotico, la differenziazione tumorale e la prognosi a lungo termine non è chiaramente definita e rimane oggetto di discussione. È possibile affermare che la risposta alla terapia, comparando immagini pre e post-terapia, può essere indicativa della risposta a lungo termine. Esiste un indice prognostico internazionale che include informazioni come l'età, il sesso, la stadiazione tumorale e i marker sierici. L'eventuale inclusione di PET-TC nei criteri prognostici è ancora in fase di valutazione.

SORVEGLIANZA TUMORALE

La recidiva di malattia è comune sia per i LH che per i LNH. Esistono terapie efficaci per il controllo della recidiva che possono portare a remissione o a guarigione. Tuttavia più avanzato è lo stadio, peggiore la prognosi.

Sfortunatamente i LNH a basso grado conducono i pazienti ad un esito spesso fatale; sono però possibili lunghi periodi di remissione con appropriate terapie e la guarigione è possibile in alcuni casi. La percentuale di guarigione nei linfomi ad alto grado solitamente è riportata fra il 50 e il 70%. In ogni caso, la diagnosi precoce di recidiva è essenziale perché l'effetto della terapia sia massimo. Una diagnosi ritardata, particolarmente in caso di LH, può causare un incremento della mortalità.

Una PET-TC post-terapia che metta in evidenza anormali captazioni indirizza verso una terapia di secondo livello e più aggressiva (assumendo che si possa escludere una captazione dovuta a processi reattivi o infiammazione). Un esame PET-TC con esito normale costituisce un dilemma; in questo gruppo di pazienti si possono trovare senza dubbio soggetti in cui vi sarà una recidiva, e il problema è rappresentato dalla necessità di differenziare i pazienti in cui tale evento si verificherà, da quelli in cui il trattamento è stato invece curativo.

Dati recenti suggeriscono che alcuni marcatori tra cui bcl2 e bcl6 possono rappresentare la chiave nell'identificazione di quei pazienti che potrebbero sviluppare recidiva. Non vi è unanime consenso su quale follow-up possa essere intrapreso in caso di PET post-terapia negativa. È chiaro che in alcuni LNH indolenti a basso grado si può assumere un atteggiamento d'attesa e d'osservazione senza svantaggi nell'impatto terapeutico se il tumore dovesse ripresentarsi clinicamente; altri tumori a basso grado possono andare incontro a trasformazione in un linfoma più aggressivo e questi pazienti beneficerebbero quindi di una terapia tempestiva. Il primo segno di trasformazione può essere l'incremento di captazione del glucosio misurato attraverso il SUV; ma servono maggiori studi per identificare chiaramente il ruolo della PET-TC nella sorveglianza e per confermare la correlazione fra marcatori tumorali, captazione di FDG e recidiva di malattia.

POSSIBILI INTERPRETAZIONI EQUIVOCHE

Risultati PET-TC falsi negativi sono stati riscontrati in relazione a certi sottotipi di linfoma, come il linfoma MALT e i LNH a piccole cellule. Inoltre, ulteriori risultati inaccurati possono essere riscontrati in relazione ai tempi con cui vengono eseguite le indagini post-terapia. Infatti l'esecuzione troppo precoce dell'esame può dare risultati falsi negativi poiché il tumore potrebbe non essere stato eradicato mentre la sua attività potrebbe essere stata solo temporaneamente depressa; d'altro canto, indagini condotte tardivamente possono mettere in evidenza un'attivazione macrofagica che può essere falsamente interpretata come malattia attiva.

Altri possibili risultati errati possono essere dovuti alla captazione timica post terapia e alla diffusa captazione midollare in quei pazienti che hanno assunto fattori stimolanti la crescita dei granulociti (GSF). Spesso la fisiologica attività nel timo riflette un'iperplasia dovuta a fenomeni reattivi alle terapie farmacologiche e radianti; questo fenomeno è più frequente nei bambini e nei giovani adulti. I fattori stimolanti i granulociti, invece, possono causare importante attivazione metabolica a livello midollare, tanto che un tumore coesistente può essere difficile da identificare. Inoltre sono possibili notevoli variazioni fisiologiche nella captazione cardiaca ed intestinale.

I linfomi del sistema nervoso centrale possono essere difficili da identificare a causa dell'intensa fisiologica captazione di FDG da parte del cervello, in particolare nella sostanza grigia. Tuttavia l'uso di traccianti PET, diversi dall'FDS-11, consente di raggiungere un'accuratezza maggiore nella diagnostica del sistema nervoso centrale.

Attenzione ai	
Falsi positivi	**Falsi negativi**
Infezioni	Linfomi MALT
Infiammazione	LNH linfocitico
Captazione cardiaca o intestinale	Somministrazione di GSF
Iperplasia timica	Stordimento post terapia

Il grasso bruno attivato può creare problemi diagnostici e deve essere prestata particolare attenzione affinché ogni area di captazione corrisponda realmente a grasso bruno. L'attivazione del grasso bruno si osserva più frequentemente nei soggetti magri e nella stagione invernale. Si segnala anche una maggiore incidenza nelle donne e nei pazienti con linfoma

Nelle Figure dalla 3.19 alla 3.23 sono riportate le immagini MIP in proiezione antero-posteriori e latero-laterali di
un paziente che ha assunto fattori di stimolazione dei granulociti nel periodo di esecuzione della PET-TC: si può
osservare come l'attivazione midollare sia talmente cospi-
cua che solo poco FDG è captato da altre strutture che non
siano il midollo osseo. Sono stati infatti riportati casi di
neoplasie misconosciute a causa di questo fenomeno.
Perciò, se possibile, l'indagine PET-TC non andrebbe eseguita mentre il paziente sta assumendo stimolanti midollari. La
Figura 3.24 è un'immagine del timo che mostra una scarsa
captazione di FDG a seguito di un ciclo di chemioterapia;
questo è un evento comune correlato a iperplasia timica
dopo un'iniziale temporanea soppressione dell'attività
ghiandolare: tale fenomeno è comunemente riscontrato solo
nei bambini e nei giovani adulti poiché oltre quest'età il
timo tende a regredire.

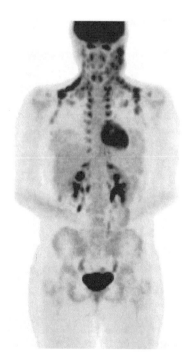

Fig. 3.19 Estesa attivazione del
grasso bruno

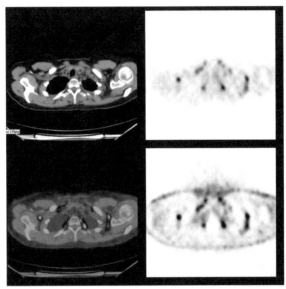

Fig. 3.20 Estesa attivazione bilaterale del grasso bruno nel collo e nelle ascelle

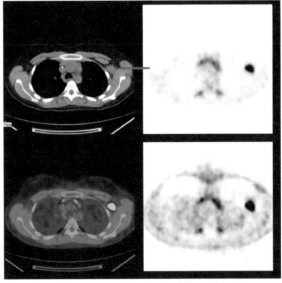

Fig. 3.21 Linfonodo positivo alla PET nell'ascella sinistra

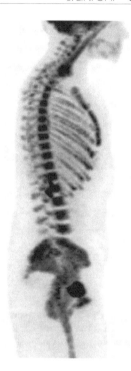

Fig. 3.22 Intensa attivazione midollare dopo somministrazione di fattore di
stimolazione dei granulociti

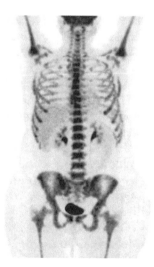

Fig. 3.23 Un altro esempio di intensa
attivazione midollare dopo somministrazione di fattori di stimolazione dei
granulociti

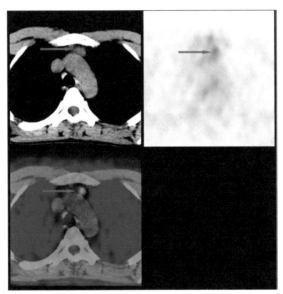

Fig. 3.24 Riscontro accidentale di iperplasia timica dopo chemioterapia. La freccia indica il timo nella immagine PET, che mette in evidenza la captazione di FDG

CAMBIAMENTI DI STRATEGIE TERAPEUTICHE
IN SEGUITO A INDAGINE PET-TC

Numerosi studi pubblicati negli ultimi anni indicano significativi cambiamenti nella stadiazione e nelle strategie terapeutiche dopo esecuzione di esami PET. Gli studi di Schoder hanno dimostrato che in più del 40% dei casi, impiegando la PET viene modificata la stadiazione e la terapia dei pazienti. In altri studi vengono riportati cambiamenti in percentuale variabile fra il 10 ed il 30%. Non ci sono evidenze sul ruolo della PET-TC, ma è ragionevole assumere che l'impatto della metodica non sia inferiore a quello della sola PET.

Questo ha condotto all'applicazione di terapie più aggressive in quei pazienti con malattia residua o con recidiva.

Vi è inoltre una riduzione nell'utilizzo di trattamenti chemioterapici inappropriati per quei pazienti in cui sono presenti masse residue di tessuto fibrotico piuttosto che malattia in fase attiva. L'effetto a lungo termine dell'utilizzo della PET-TC si evidenzierà in futuro anche in una riduzione di eventuali seconde neoplasie indotte dai regimi chemioterapeutici.

La PET-TC è quindi uno strumento prezioso per la stadiazione, la ristadiazione e la risposta alla terapia, mentre il suo ruolo nella sorveglianza della malattia e nella pianificazione del trattamento radioterapico deve ancora essere chiaramente definito. Per la stadiazione e la definizione delle strategie terapeutiche dei linfomi del sistema nervoso centrale, i nuovi traccianti PET-TC non FDG sembrano essere molto promettenti.

Capitolo 4

Tumori gastrici ed esofagei

INTRODUZIONE

I tumori dello stomaco e dell'esofago rappresentano la nona causa più frequente di neoplasia nel mondo, e la loro incidenza è in rapida crescita, in particolare nei paesi i via di sviluppo. È stata dimostrata l'associazione tra molti fattori eziologici e queste neoplasie.

Si ritiene che il fumo e l'assunzione di quantità eccessive di alcolici possano avere una rilevanza in molti casi, ma vi è anche un'elevata prevalenza geografica, socioeconomica e razziale di questa patologia.

Esistono due principali sottotipi istologici: il tumore a cellule squamose, che riguarda principalmente i due terzi superiori dell'esofago, e l'adenocarcinoma che viene di norma riscontrato nel terzo distale. Meno di 40 anni fa non più del 10% dei tumori esofagei era rappresentato da adenocarcinomi, ma in alcune aree rappresenta più del 50% dei nuovi casi. Le ragioni di queste trasformazioni non sono chiare, ma sembra esservi una relazione con alcuni fattori predisponenti, tra cui l'esofago di Barrett, il reflusso gastroesofageo e probabilmente anche precedenti trattamenti radianti del mediastino. Anche l'incidenza dei tumori a cellule squamose è in crescita e appare fortemente correlata al consumo di alcolici e tabacco.

Carcinoma a cellule squamose	Adenocarcinoma
70% dei casi	25% dei casi
2/3 superiori dell'esofago	1/3 distale dell'esofago
Associato al consumo di alcolici e fumo	Associato all'esofago di Barrett
Meno del 50% dei nuovi casi	Più del 50% dei nuovi casi

La stadiazione del tumore esofageo basata sullo schema TNM è riportata nella Tabella 4.1. Nonostante si possa osservare una sopravvivenza a cinque anni superiore al 50% nei pazienti in cui la diagnosi avviene nello stadio precoce di malattia, sfortunatamente sono pochissimi i pazienti nei quali la diagnosi viene posta nello stadio I o II. Più dell'80% dei pazienti viene visto quando la malattia si trova ormai nello stadio III-IV (la maggioranza in stadio IV) con una sopravvivenza a cinque anni inferiore al 5%. La sopravvivenza complessiva (tutti gli stadi) a 5 anni è solo del 10%.

Tabella 4.1 Classificazione e stadiazione del tumore dell'esofago

Definizione TNM

Tumore primitivo (T)
TX   il tumore primitivo non può essere definito
T0   nessuna evidenza del tumore primitivo
Tis   carcinoma *in situ*
T1   tumore che invade la lamina propria o la sottomucosa
T2   tumore che invade la muscolare propria
T3   tumore che invade l'avventizia
T4   tumore che invade le strutture adiacenti

Linfonodi regionali (N)
NX   i linfonodi regionali non possono essere definiti
N0   nessuna metastasi nei linfonodi regionali
N1   metastasi nei linfonodi regionali

Metastasi a distanza (M)
MX   la presenza di metastasi a distanza non può essere accertata
M0   nessuna metastasi a distanza
M1   metastasi a distanza

Tumori dell'esofago toracico inferiore
M1a   metastasi nei linfonodi celiaci
M1b   altre metastasi a distanza

Tumori dell'esofago medio-toracico
M1a   non applicabile
M1b   altre metastasi a distanza e/o nei linfonodi extra-regionali

Continua **Tabella 4.1**

Tumori dell'esofago toracico superiore
M1a metastasi nei linfonodi cervicali
M1b altre metastasi a distanza

SUDDIVISIONE IN STADI

Stadio	T	N	M
Stadio 0	Tis	N0	M0
Stadio I	T1	N0	M0
Stadio IIA	T2	N0	M0
	T3	N0	M0
Stadio IIB	T1	N1	M0
	T2	N1	M0
Stadio III	T3	N1	M0
	T4	ogni N	M0
Stadio IV	ogni T	ogni N	M1
Stadio IVA	ogni T	ogni N	M1a
Stadio IVB	ogni T	ogni N	M1b

Pubblicato con il permesso dell'American Joint Committee on Cancer (AJCC), Chicago, Illinois. La fonte di questo materiale è l'AJCC Cancer Staging Manual, sesta edizione (2002), Springer-New York, www.springer.com

Un'accurata stadiazione è essenziale poiché la chirurgia è riservata ai pazienti negli stadi I, IIA, IIB e, solo occasionalmente, ai pazienti in stato III. La chirurgia aumenta la sopravvivenza complessiva a cinque anni, tuttavia il tasso di mortalità peri operatoria raggiunge il 10%. La chemioterapia, la radioterapia e la combinazione chemioradioterapia possono rappresentare in alcuni casi alternative alla chirurgia. Il ruolo esatto delle terapie adiuvante e neoadiuvante è tuttora indefinito. Lo stadio IV della malattia viene considerato non operabile e vengono praticate terapie palliative (chemio, radio e posizionamento di stent).

Stadio I, Stadio II	Terapia chirurgica	Fino al 50% di sopravvivenza a 5 anni
Stadio III	Chirurgia? Chemioterapia/Radioterapia?	
Stadio IV	Trattamento palliativo	Cattiva prognosi

La procedura di riferimento per la valutazione del tumore primario (stadiazione T) è la ultrasonografia endoscopica (USE). Questa è la tecnica più accurata per la definizione dell'infiltrazione della parete esofagea e per l'identificazione dei linfonodi locali. Con la USE è possibile stadiare il tumore con un'accuratezza compresa tra il 75% e il 95%, tuttavia vi sono alcune difficoltà per distinguere tra T2 e T3.

Benché la tecnica USE sia eccellente per l'identificazione dei linfonodi, la tecnica ha un'accuratezza limitata, del 55% circa, nell'identificazione di linfonodi maligni. Inoltre la penetrazione delle onde US permette una buona visualizzazione del lobo epatico sinistro e dei linfonodi distribuiti attorno all'asse celiaco, mentre la penetrazione delle onde oltre questa distanza è inadeguata per una stadiazione accurata.

Per la stadiazione dei pazienti con tumore dell'esofago viene impiegata anche la TC con mezzo di contrasto. La TC è utile per l'identificazione di metastasi epatiche e a distanza, ma è inadeguata per la stadiazione del tumore primitivo e dei linfonodi locali. Al tavolo operatorio, in un rilevante numero di pazienti, viene riscontrata una malattia in uno stadio più avanzato di quanto stimato con le tecniche di diagnostica per immagini tradizionali. La chirurgia del tumore dell'esofago presenta un elevato tasso di mortalità (fino al 20%) ed è quindi necessario evitare interventi chirurgici per quanto possibile.

Il principale impiego della PET-TC nel tumore dell'esofago riguarda la rilevazione di metastasi a distanza e la dimostrazione di recidive. È stato dimostrato che la PET-TC è la metodica più sensibile per la rilevazione di metastasi a distanza; in molti studi è stata osservata una sensibilità superiore al 90% rispetto a quella della TC, compresa solamente tra il 40% e il 70%.

Caso I

Si tratta del caso di un paziente con una precedente diagnosi di adenocarcinoma dell'esofago distale.

Nella Figura 4.1 è riportata un'immagine MIP che mette in evidenza metastasi a distanza che non sono state identificate impiegando le tecniche convenzionali. Un piccolo linfonodo dell'asse celiaco identificato con la TC è stato valutato non patologico in base a criteri dimensionali. Mediante l'esame dell'immagine MIP è possibile rilevare una captazione esofagea anomala congrua con la presenza nota del tumore (freccia rossa) ma anche anomalie di captazione in sede costale (frecce nere) dovute ad una recente frattura a seguito di caduta (Fig. 4.1A), oltre ad un linfonodo celiaco (Fig. 4.1B) e ad uno mediastinico (frecce gialle). Nella figura 4.2 viene riportata invece l'immagine ottenuta in un differente paziente in cui la captazione è limitata all'esofago, e non vi è evidenza di malattia a distanza.

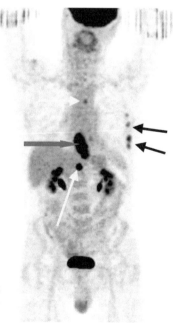

Fig. 4.1 Paziente con precedente diagnosi di adenocarcinoma dell'esofago distale. Immagine MIP

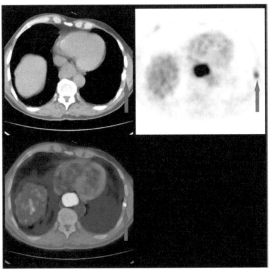

Fig. 4.1A Paziente con adenocarcinoma dell'esofago distale. Immagine assiale. La captazione a livello della costa sinistra (*freccia*) rappresenta un *riscontro occasionale* di una frattura costale per un recente trauma

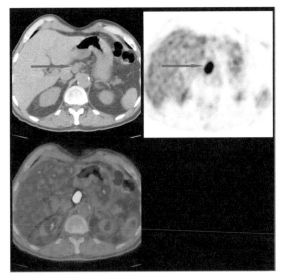

Fig. 4.1B Paziente con adenocarcinoma dell'esofago distale. Le frecce mettono in evidenza un linfonodo celiaco metastatico

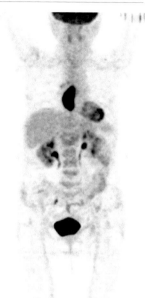

Fig. 4.2 Captazione patologica all'esofago senza evidenza di metastasi a distanza

La PET è caratterizzata da una limitata sensibilità per la rilevazione del coinvolgimento linfonodale locoregionale e non è quindi una tecnica alternativa alla USE in questa area. La PET, tuttavia, è caratterizzata da un'elevata specificità nella rilevazione del coinvolgimento linfonodale, come indicato da studi che hanno dimostrato una specificità superiore al 90%. L'impiego della PET-TC permette di ridurre il numero di interventi chirurgici non necessari poiché permette di rilevare in modo non invasivo la presenza di metastasi a distanza. In questi pazienti viene quindi praticata una chemioterapia o una chemio-radioterapia palliativa ed evitato un intervento chirurgico molto impegnativo.

STADIAZIONE DEL TUMORE PRIMITIVO (T)
- **USE:** è la procedura di riferimento per la stadiazione T ed ha un'accuratezza superiore all'85%.
- **TC:** non è un indicatore attendibile di resecabilità del tumore primitivo.

- **PET-TC:** molti tumori hanno una elevata captazione di FDG, tuttavia piccole lesioni T1 e tumori gastroesofagei possono essere non rilevabili. Una stadiazione T accurata non è possibile.

STADIAZIONE DEI LINFONODI (N)

- **USE:** è una procedura migliore della TC per la stadiazione dei linfonodi locali, con un'accuratezza che è circa dell'85% per la stadiazione T e del 55% per la stadiazione locale N. È una metodica inaccurata per la valutazione della diffusione metastatica a distanza o in profondità per la limitata penetrazione in profondità degli ultrasuoni.
- **TC:** accuratezza relativamente bassa per la rilevazione di metastasi linfonodali (circa 40%).
- **PET-TC:** sensibilità superiore alla TC e specificità molto elevata (superiore al 90%).

STADIAZIONE DELLE METASTASI (M)

- **USE:** è una procedura che non viene impiegata correntemente a questo scopo; può tuttavia essere utilmente impiegata per l'esame del lobo sinistro del fegato e dell'asse celiaco.
- **TC:** accuratezza complessiva del 40%-60% per la stadiazione e l'uso più appropriato riguarda la ricerca di metastasi epatiche e surrenaliche.
- **PET-TC:** superiore alla TC e all'USE nella diagnosi di stadio IV di malattia con accuratezza superiore all'85%.

Caso 2

Si tratta del caso di un paziente con una precedente diagnosi di tumore dell'esofago medio e distale. I risultati dell'indagine PET-TC riportati nella Figura 4.3 mettono in evidenza una diffusione della malattia ai linfonodi sopra e sottodiaframmatici e al fegato.

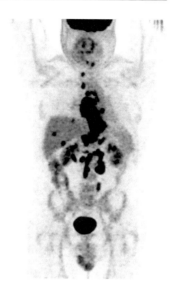

Fig. 4.3 Tumore esofageo che si estende dal tratto medio a quello distale, con interessamento dei linfonodi sia sovra- che sottodiaframmatici, oltre che del fegato

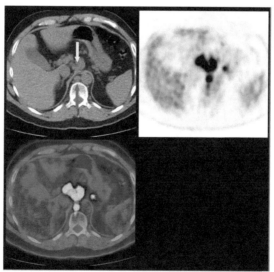

Fig. 4.3A Linfonodi metastatici della catena celiaca (*freccia gialla*) e retrocrurali (*freccia rossa*)

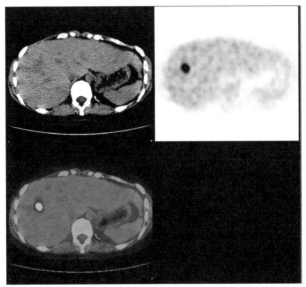

Fig. 4.3B Captazione patologica di FDG al lobo destro del fegato

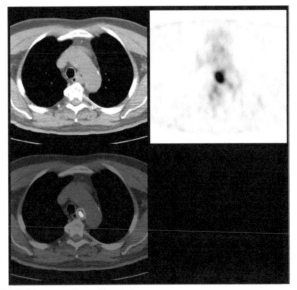

Fig. 4.3C Metastasi mediastinica

I **tumori esofagei del tratto distale tendono a diffondere al di sotto del diaframma e a coinvolgere i linfonodi celiaci e mesenterici superiori ed il fegato. Tumori del terzo superiore dell'esofago tendono a coinvolgere i linfonodi mediastinici e ad estendersi al collo attraverso la catena giugulare interna.**

VALUTAZIONE DI RECIDIVE DI MALATTIA

È stato dimostrato che la PET-TC è lo strumento più efficace nella diagnosi di recidive di malattia, in particolare nella sede dell'anastomosi. Nella Figura 4.4 è riportata un'immagine PET-TC coronale e una singola sezione assiale del mediastino in un paziente precedentemente sottoposto ad esofagectomia, a seguito di diagnosi di adenocarcinoma dell'esofago distale. L'immagine rivela un'area di captazione di FDG anomala nel neoesofago. L'area ipercaptante FDG è estesa lungo il neoesofago, è visibile nell'immagine coronale ed è indicata da una freccia nell'immagine assiale. Con l'esame bioptico è stata dimostrata la presenza di cellule maligne nell'area ipercaptante. Si osserva, incidentalmente, un versamento pleurico nell'emitorace destro.

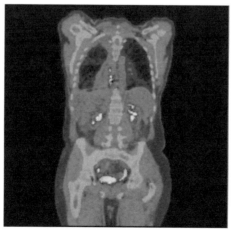

Fig. 4.4 Immagini coronali di fusione che mettono in evidenza una recidiva del neoesofago

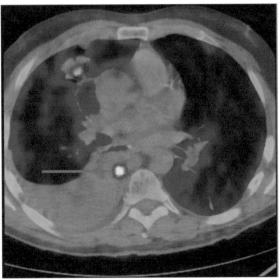

Fig. 4.4A Immagine assiale che evidenzia la presenza di recidiva intorno al punto di anastomosi (*freccia*)

VALUTAZIONE DELLA RISPOSTA ALLA TERAPIA

Recenti dati di letteratura riportano la presenza di modificazioni metaboliche a seguito della chemioterapia evidenziabili con l'indagine PET-TC. In molti centri viene attualmente praticata la chemioterapia neoadiuvante nei pazienti considerati operabili dopo stadiazione eseguita con PET-TC, o TC, o USE. I risultati dell'esame PET-TC eseguito dopo la chemioterapia ma prima della chirurgia sembrano correlati ai risultati dell'esame istologico successivo alla resezione. In altre parole, quei tumori in cui una riduzione del SUV dimostrato con l'esame PET sembra indicare una risposta alla chemioterapia, sono anche quelli in cui si osserva una risposta istologica. Questa osservazione tuttavia sembra valida solo per i tumori esofagei ma non per i tumori giunzionali o per le lesioni gastriche (si veda oltre nel capitolo).

Caso 3

Si tratta del caso di un paziente sottoposto a chemioterapia neoadiuvante. Nelle Figure 4.5 e 4.6 sono riportate le imma-

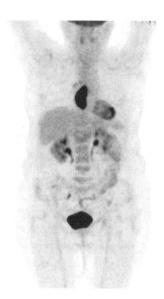

Fig. 4.5 Intensa captazione di FDG in un tumore esofageo con SUV di 15

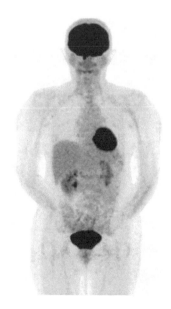

Fig. 4.6 Dopo terapia neoadiuvante il SUV si è ridotto da 15 a 2

gini MIP pre e post terapia. Il valore di SUV varia da 15 a 2 tra i due esami. Il paziente, sottoposto a esofagectomia, è rimasto in condizioni stabili nei due anni successivi all'intervento chirurgico.

> **I tumori della giunzione gastroesofagea sono spesso caratterizzati da una debole captazione mal differenziabile dal quadro normale**

TUMORI DELLA GIUNZIONE GASTROESOFAGEA

L'impiego della PET-TC nell'indagine di pazienti con tumori della giunzione gastroesofagea è stata messa in discussione da alcuni specialisti. È chiaro che alcuni tumori gastroesofagei hanno solo una captazione modesta di FDG e possono essere difficilmente rivelabili mediante PET oppure TC. Nella Figura 4.7 si osserva solo una captazione molto modesta di

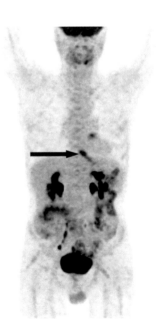

Fig. 4.7 Moderata captazione di un tumore della giunzione gastroesofagea (*freccia*)

FDG nell'immagine PET nel caso di un tumore noto della giunzione gastroesofagea. Il grado di captazione dei tumori in questa sede può essere molto modesto, analogo a quello che viene riscontrato fisiologicamente nell'esofago distale.

TUMORI GASTRICI

La rilevazione di piccoli tumori gastrici può essere resa difficile dalla normale captazione di FDG nella parete gastrica e dalla sua successiva eliminazione nel tratto gastroenterico. Vi sono dimostrazioni sempre più numerose che suggeriscono che la PET-TC dovrebbe essere impiegata per la ricerca di metastasi a distanza di neoplasie gastriche. La forma di neoplasia gastrica più frequente è l'adenocarcinoma; i fattori di rischio di questo tumore sono correlati al tipo di alimentazione, alla presenza di polipi e all'anemia perniciosa.

Il linfoma gastrico è la seconda forma di neoplasia gastrica per frequenza e spesso ha origine da un accumulo di tessuto linfoide associato alla mucosa in relazione ad una infezione da *Helicobacter pilori*, il così detto linfoma MALT (*Mucosa-Associated Lymphoid Tissue*). L'incidenza di linfoma gastrico associato all'AIDS è in aumento a livello mondiale. Il ruolo della PET-TC è meglio definito per la diagnosi, stadiazione, ristadiazione, valutazione della risposta alla terapia e prognosi (si veda il Capitolo 3).

Le Figure 4.8 e 4.9 riportano immagini PET-TC esemplificative della varietà di intensità di captazione osservata nell'adenocarcinoma gastrico. Nella Figura 4.8 è rappresentata un'immagine assiale PET-TC attraverso lo stomaco, in cui è evidente un piccolo focolaio di captazione nella porzione prossimale della grande curvatura dello stomaco in corrispondenza del tumore. Nella sede della neoplasia si osserva una captazione che tuttavia non è superiore a quella osservata in condizioni fisiologiche in alcuni pazienti. Nella Figura 4.9 è rappresentata un'altra immagine assiale in cui è evidente un'intensa captazione gastrica in corrispondenza del tumore. È da rimarcare il modesto ispessimento della parete gastrica in corrispondenza del sito di captazione. Nella Figura 4.10 è rappresentata l'immagine MIP relativa al paziente della Figura 4.9.

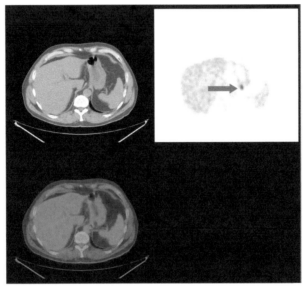

Fig. 4.8 Piccola captazione focale all'interno di un adenocarcinoma gastrico

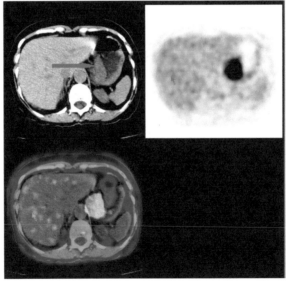

Fig. 4.9 Intensa captazione all'interno di un adenocarcinoma gastrico. Da notare l'ispessimento della parete dello stomaco (*freccia*)

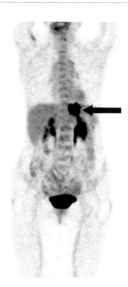

Fig. 4.10 Immagine MIP dello stesso paziente della Fig. 4.9. Da notare l'intensa captazione di FDG nel quadrante addominale superiore sinistro in corrispondenza del tumore gastrico (*freccia*)

Caso 4

Si tratta del caso di un paziente con neoplasia gastrica nota considerata resecabile a seguito di stadiazione TC, USE e laparoscopia.

Nella Figura 4.11 è riportata un'immagine PET-TC in cui si osserva una captazione molto modesta nella sede del tumore gastrico ma un'estesa diffusione di malattia, caratterizzata da lesioni ipercaptanti, di piccolo volume, in sede mediastinica e nel collo che non erano state messe in evidenza con le metodiche di diagnostica per immagini tradizionali. Nella Figura 4.11 sono evidenti piccole lesioni linfonodali che non sono rilevabili nel corso della stadiazione con le tecniche di diagnostica per immagini convenzionali. Nella Figura 4.11D viene messa specificatamente in evidenza la bassa captazione di FDG del tumore gastrico primitivo.

> **Questi casi mettono in evidenza la variabilità di captazione degli adenocarcinomi gastrici e la difficoltà di una stadiazione accurata. Dimostrano anche il possibile utilizzo della PET-TC nella rilevazione di metastasi a distanza**

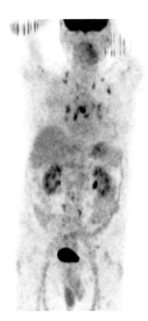

Fig. 4.11 Immagine MIP che mette in evidenza un esteso interessamento dei linfonodi del collo e mediastinici

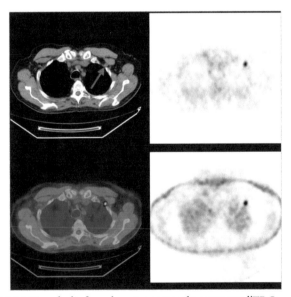

Fig. 4.11A Piccolo linfonodo retropettorale captante l'FDG

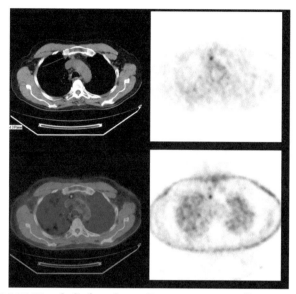

Fig. 4.11B Piccolo linfonodo mediastinico captante l'FDG

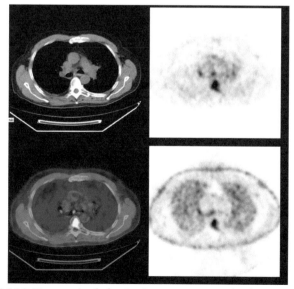

Fig. 4.11C Metastasi scheletrica in un corpo vertebrale

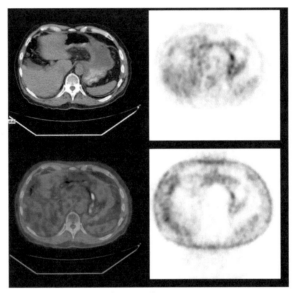

Fig. 4.11D La captazione di FDG di questo tumore gastrico è piuttosto lieve e può essere scambiata per fisiologica

Nelle Figure 4.12 e 4.13 sono rappresentate le immagini MIP e assiali in un paziente con linfoma MALT dello stomaco. Questi pazienti non vengono trattati chirurgicamente poiché in questa neoplasia si verifica tendenzialmente una buona risposta alla chemioterapia. Nella Figura 4.14 è riportata un'immagine MIP dopo terapia in cui si osserva una completa risposta al trattamento.

Nella Figura 4.15 è rappresentata un'immagine assiale in cui si osserva una bassa captazione di FDG nel lume intestinale. Questa osservazione può risultare da una fisiologica escrezione di FDG nel lume intestinale. In questo caso, tuttavia, la captazione è associata alla presenza di una gastroduodenite che coinvolge il piloro e il duodeno prossimale.

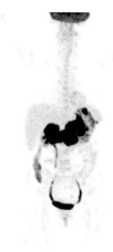

Fig. 4.12 Intensa captazione di un linfoma gastrico prima del trattamento

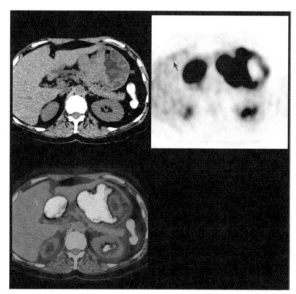

Fig. 4.13 Intensa captazione di un linfoma gastrico prima del trattamento. Da notare il significativo ispessimento esofitico, spesso presente nei linfomi gastrointestinali (*freccia*)

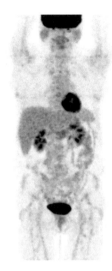

Fig. 4.14 Normale captazione nello stesso paziente, dopo terapia. Da notare la completa risposta metabolica al trattamento

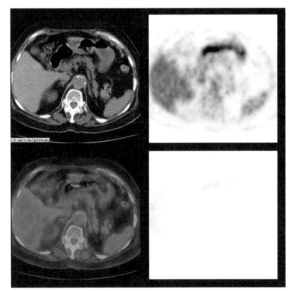

Fig. 4.15 Captazione di FDG a livello del piloro in una gastrite del piloro con interessamento del duodeno. Un quadro fisiologico simile è a volte osservato a causa della secrezione di FDG nel lume intestinale

Indicazioni per la PET-TC

Stadiazione preoperatoria per identificare metastasi linfonodali e a distanza

Riconoscimento di recidive

Valutazione della risposta al trattamento (anche alla chemioterapia) e, forse...

predire la risposta al trattamento e la prognosi

ma...

attenzione particolare all'uso della PET-TC nei tumori gastrici diversi dal linfoma.

Falsi positivi e falsi negativi – I possibili artefatti

Falsi negativi

Tumori T1 di piccole dimensioni

Lesioni linfonodali a breve distanza dal tumore primitivo

Linite plastica

Metastasi peritoneali

Falsi positivi

Gastrite

Esofago di Barrett

Esofagiti

Normale attività gastrica

Normale secrezione gastrica

VARIAZIONE DELLA STRATEGIA TERAPEUTICA

Nei centri in cui si pratica la stadiazione preoperatoria dei tumori esofagei mediante PET-TC è stato osservato un profondo cambiamento nella gestione dei pazienti, alla luce delle osservazioni PET-TC. In alcuni centri si è osservata una riduzione degli interventi di esofagectomia superiore al 40%. Studi recenti hanno dimostrato che l'indagine PET-TC eseguita prima e dopo chemioterapia neoadiuvante permette di identificare i pazienti nei quali si è verificata una risposta istologica al trattamento.

Capitolo 5
Tumori del colon e del retto

INTRODUZIONE

I tumori colo-rettali sono la seconda causa più comune di morte per neoplasia sia negli Stati Uniti d'America che in Gran Bretagna. L'incidenza aumenta con l'età e la malattia è molto più comune nei paesi occidentali industrializzati, in cui, rispetto ad altri paesi, è più frequente una dieta ad alto contenuto di grassi e povera di fibre. Nella maggior parte dei casi i tumori colo-rettali si sviluppano nel corso di parecchi anni. Nel contesto di polipi preesistenti (sequenza adenoma-carcinoma) la conoscenza di questo nesso ha portato allo sviluppo di programmi di *screening* mediante colonscopia e Rx con contrasto. Solo una piccola percentuale di polipi evolve in neoplasia maligna; la dimensione del polipo è una delle variabili determinanti la probabilità di tale evoluzione. La probabilità di ritrovare cellule maligne nei polipi di dimensioni inferiori ad 1 cm è inferiore all'1%, mentre la metà dei polipi di dimensione superiore a 2 cm sono maligni. Circa il 3% dei pazienti con un tumore del colon-retto presentano tumori sincroni al momento della diagnosi o svilupperanno una seconda neoplasia.

Incidenza: 30/100.000
Età di massima incidenza: 60-69 anni
Maschi=Femmine
Istologia: 95% adenocarcinoma
Sopravvivenza a 5 anni: 50%
Sede: 40% retto, 60% colon

Tabella 5.1 Classificazione TNM e stadiazione dei tumori del colon-retto

---

Definizione TNM
La stessa classificazione è utilizzata sia nella stadiazione clinica che in quella patologica

Tumore primitivo (T)
TX: Il tumore primitivo non può essere definito
T0: Nessuna evidenza di tumore primitivo
Tis: Carcinoma in situ: intraepiteliale o invasione della lamina propria*
T1: Tumore che invade la sottomucosa
T2: Tumore che invade la muscolare propria
T3: Tumore con invasione attraverso la muscolare propria nella sottosierosa o nei tessuti pericolici o perirettali non ricoperti dal peritoneo
T4: Tumore che invade direttamente altri organi o strutture e/o perfora il peritoneo viscerale**, ***

Nota: Tis comprende cellule tumorali confinate all'interno della membrana basale ghiandolare (intraepiteliale) o della lamina propria (intramucosa) che non raggiungono, attraverso la muscolaris mucosae, la sottomucosa;

**Nota*: l'invasione diretta T4 comprende l'invasione di altri segmenti del colon-retto attraverso la sierosa; ad esempio, invasione del colon sigmoideo da un carcinoma del cieco;

***Nota*: un tumore che risulta aderente ad altri organi o strutture, macroscopicamente, si classifica T4. Tuttavia, se in corrispondenza della zona di adesione non si riscontra la presenza di neoplasia, deve essere classificato pT3. La sottostadiazione V e L si usa per identificare la presenza o l'assenza di invasione vascolare o linfatica.

Linfonodi regionali (N)
NX: I linfonodi regionali non possono essere definiti
N0: Nessuna metastasi nei linfonodi regionali
N1: Metastasi in 1-3 linfonodi regionali
N2: Metastasi in 4 o più linfonodi regionali

Nota: un nodulo tumorale situato nel tessuto adiposo pericolico è classificato nella categoria pN come linfonodo regionale metastatico

Continua **Tabella 5.1**

qualora presenti forma e contorni tipici del linfonodo. Nel caso presenti contorni irregolari deve essere classificato come nella categoria T e anche definito come V1 (con invasione vascolare microscopica) o come V2 (se grossolanamente evidente) poiché vi è elevata probabilità che rappresenti invasione vascolare.

Metastasi a distanza (M)

MX: La presenza di metastasi a distanza non può essere accertata
M0: Nessuna metastasi a distanza
M1: Metastasi a distanza

Stadio	T	N	M	Dukes*	MAC
stadio 0	Tis	N0	M0	–	–
stadio I	T1	N0	M0	A	A
	T2	N0	M0	A	B1
stadio IIA	T3	N0	M0	B	B2
stadio IIB	T4	N0	M0	B	B3
stadio IIIA	T1-T2	N1	M0	C	C1
stadio IIIB	T3-T4	N1	M0	C	C2/C3
stadio IIIC	qualsiasi T	N2	M0	C	C1/C2/C3
stadio IV	qualsiasi T	qualsiasi N	M1	–	D

*Dukes B è costituito da un gruppo misto fra quadri prognosi migliore (T3 N0 M0) e quadri a prognosi peggiore (T4 N0 M0) così come Dukes C (qualsiasi T, N1, M0 e qualsiasi T N2 M0). La classificazione MAC è quella di Aster-Coller modificata.

Nota: il prefisso Y è usato per i tumori classificati dopo pretrattamento, mentre il prefisso R è per le recidive.

Fonte: Con l'autorizzazione dell'American Joint Committee on Cancer (AJCC), Chicago, Illinois. La fonte originale di questo materiale è l'AJCC Cancer, Staging Manual, sesta edizione (2002) edito da Springer-New York.

FATTORI DI RISCHIO E PROGNOSI

I fattori di rischio per i tumori colo-rettali sono
1. Età
2. Alimentazione
3. Presenza di polipi

4. Retto-colite ulcerosa cronica
5. Poliposi adenomatosa familiare (FAP)
6. Cancro colo-rettale ereditario non poliposico (HNPCC)
7. Precedente neoplasia intestinale (tumore metacrono)

La prognosi dipende dallo stadio di malattia. Una stadiazione accurata è importante per definire la migliore strategia terapeutica per ciascun paziente. Gli schemi di classificazione TNM e Dukes sono riassunti nelle Tabelle 5.1 e 5.2.

Anche nel caso di metastasi note il trattamento è in genere chirurgico. L'intervento riduce la sintomatologia locale ed è di aiuto nella prevenzione di possibili ostruzioni. La diffusione della malattia è leggermente diversa nelle neoplasie del colon e in quelle del retto. La diffusione dal colon avviene in genere attraverso la parete intestinale e lungo la catena linfatica verso il fegato e i polmoni. I tumori rettali distali tendono a diffondere nei tessuti circostanti coinvolgendo i linfonodi locali. In queste circostanze alcune lesioni colorettali possono trarre beneficio da una radioterapia preoperatoria. La radioterapia può anche essere utile in alcuni casi di lesioni non operabili e di recidive. Gli attuali schemi di chemioterapia sono sostanzialmente poco efficaci con un'obiettiva risposta transitoria osservata in una minoranza di casi, mentre vi sono evidenze a favore di una terapia adiuvante post chirurgica. Si osserva un più alto tasso di recidive nei tumori del colon rispetto quelli del retto e, in questi pazienti, risultati recenti dimostrerebbero l'utilità di un regime combinato di chemio e radioterapia.

Le metastasi epatiche possono essere trattate con successo chirurgicamente, in alcuni casi, o mediante ablazione con radiofrequenza in altri casi; alcune metastasi epatiche possono rispondere all'infusione di chemioterapici nelle vene epatiche. Complessivamente vi è stata una riduzione del tasso di mortalità negli ultimi anni. Questo potrebbe essere il risultato dell'opera di screening, di modificazioni alimentari e della combinazione di nuove strategie terapeutiche e di assistenza.

Tabella 5.2 Stadiazione di Dukes

Stadio	Descrizione	Sopravvivenza a 5 anni
Stadio A	tumore limitato alla mucosa	80%
Stadio B	il tumore si estende attraverso la parete senza coinvolgimento linfonodale	50%
Stadio C1	coinvolgimento linfonodale, non oltre il linfonodo apicale (primo linfonodo identificato seriando la radice mesenterica distalmente alla radice vascolare)	40%
Stadio C2	coinvolgimento linfonodale, anche oltre il linfonodo apicale	12%
Stadio D	metastasi a distanza	<5%

> **La malattia può essere curata chirurgicamente con una sopravvivenza a 5 anni di circa il 50%. La radioterapia riduce il rischio di recidive locali da tumore del retto.**
> **Le metastasi epatiche possono essere curate mediante chirurgia, ablazione con RF e chemoembolizzazione.**
> **La chemioterapia e la radioterapia possono essere utilizzate a scopo palliativo**

COMUNI SEDI DI DIFFUSIONE METASTATICA

Le più frequenti sedi di metastasi sono:
1. Fegato
2. Polmone
3. Retroperitoneo
4. Ovaie
5. Peritoneo

RUOLO DELLE TECNICHE DI DIAGNOSTICA PER IMMAGINI NEI TUMORI COLORETTALI

Nei pazienti ad alto rischio di malattia qualche successo è stato raggiunto mediante l'impiego di strategie di prevenzione secondaria utilizzando la sigmoidoscopia e la ricerca di sangue occulto nelle feci. È stato dimostrato che l'antigene carcinoembriogenico (CEA) è un marcatore poco sensibile per la rilevazione di neoplasie in fase iniziale, mentre potrebbe avere una maggiore sensibilità nelle recidive.

Indagini non invasive tra cui la TC, l'ultrasonografia e la RM non hanno un ruolo rilevante nel corso del processo diagnostico e sicuramente non nello screening dei tumori colorettali. Queste tecniche vengono più frequentemente impiegate nel processo di stadiazione prima della chirurgia e nella ristadiazione post-terapia.

L'uso della PET-TC non viene in genere raccomandato per la diagnosi iniziale e stadiazione dei tumori del colonretto. Mentre la sensibilità dell'esame PET nella rilevazione dei tumori primitivi è molto elevata (superiore al 95%), la specificità è relativamente bassa a causa di risultati falsi positivi dovuti alla captazione di FDG per la presenza di reazioni infiammatorie intestinali post-operatorie, e per il fatto che in alcuni soggetti si può osservare una eliminazione fisiologica di FDG nell'intestino, diffusa o segmentaria, che può determinare difficoltà di interpretazione. Inoltre, i risultati TC e PET esaminati separatamente possono non mettere in evidenza lesioni linfonodali che possono invece divenire visibili quando vengono esaminati contemporaneamente PET e TC o quando vengono impiegate apparecchiature ibride PET-TC.

Analogamente a quanto si verifica per il tumori dell'esofago, nè la PET nè la TC permettono un'accurata stadiazione T dell'invasione della parete. È stato dimostrato che la PET-TC è la metodica più accurata per la rilevazione di metastasi a distanza e che la scarsa disponibilità dei tomografi PET-TC impedisce una stadiazione adeguata prima del trattamento chirurgico nella maggior parte dei pazienti.

Il ruolo principale della PET-TC è nella ristadiazione di recidive di malattia e nella rilevazione di metastasi. La sede più comune di ripresa di malattia è il fegato, seguito dal polmone e dalla sede dell'anastomosi. Tra i pazienti sottoposti a trattamento chirurgico radicale un terzo presenta una recidiva entro due anni e il 25% delle recidive si presentano isolate a una singola sede e quindi potenzialmente trattabili.

È stato dimostrato che mediante la PET-TC è possibile rilevare la presenza di recidive in sede epatica con un'accuratezza complessivamente superiore a quella della TC, RM o portografia-TC. Poiché è stato dimostrato che la resezione delle metastasi epatiche può ridurre la mortalità in un numero di casi prossimo al 25%, è essenziale rilevare tutte le lesioni esistenti prima dell'intervento chirurgico. Mediante la PET-TC è possibile rilevare circa il 30% in più di lesioni metastatiche a distanza che con la sola TC.

Accuratezza del riconoscimento delle recidiva da tumore del colon-retto		
	Sensibilità	Specificità
PET	94	87
TC	79	73

VARIAZIONE DELLE STRATEGIE TERAPEUTICHE

L'indagine PET è significativamente più accurata dell'indagine TC nella rilevazione di recidive di tumore colo-rettale e determina una variazione delle strategie terapeutiche in circa un terzo dei casi.

È ampiamente accettato il concetto che metodiche di diagnostica per immagini tradizionali non permettono di mettere in evidenza un numero significativo di lesioni metastatiche nel fegato e che i risultati per quanto concerne le lesioni extra-epatiche sono anche peggiori. Alcuni studi hanno permesso di dimostrare che la PET-TC ha una sensibilità e una specificità superiori di qualunque altra modalità nella rivelazione di metastasi epatiche, e che l'accuratezza diagnostica della PET-TC è notevolmente superiore a quella della TC nella rivelazione della malattia in sede extra-epatica.

La PET-TC può essere impiegata nella rilevazione di recidive tumorali in pazienti con aumento del CEA non altrimenti spiegabili e con risultati negativi con le altre tecniche di diagnostica per immagini. Inoltre sono stati pubblicati numerosi studi in cui è stato valutato l'uso della PET e della PET-TC nel monitoraggio della risposta a diversi regimi terapeutici.

La PET-TC è utile anche per la distinzione di fibrosi post-operatorie, recidive e malattia residua. Anche in questo caso la tempestività dello studio PET è essenziale poiché esami precoci possono portare a risultati falsi positivi a causa della captazione di FDG per l'attività dei macrofagi nel contesto di processi infiammatori post-operatori. Viene in genere raccomandato un periodo di attesa di almeno sei mesi dall'intervento chirurgico prima dell'esecuzione di un nuovo studio PET-TC per la valutazione di recidiva locale.

La PET è una tecnica sensibile per il monitoraggio degli effetti della radioterapia, tuttavia la sua specificità è parzialmente limitata a causa della risposta infiammatoria immediatamente successiva al trattamento. Questo problema può essere risolto aspettando la cessazione di questo effetto secondario. È raccomandabile un periodo di attesa da 3 a 6 mesi dopo il completamento della radioterapia per evitare la captazione di tracciante conseguente alla risposta infiammatoria.

Una precoce risposta alla chemioterapia può essere osservata con la PET già dopo quattro settimane di trattamento, permettendo di distinguere tra pazienti responsivi e non responsivi. La riduzione del valore di SUV dopo la terapia può essere un'indicazione del grado di risposta del tumore al trattamento e avere inoltre un valore prognostico. Dati analoghi sono stati ottenuti nella valutazione mediante PET della risposta alla chemo-embolizzazione epatica, in quanto i trattamenti di successo sono caratterizzati da una significativa riduzione della captazione dell'FDG.

Indicazioni cliniche della PET nei tumori del colon-retto
Valutazione delle recidive
Prima della rimozione chirurgica di una metastasi
Valutazione della risposta alla chemio/radioterapia
Valutazione di una massa difficile da sottoporre a biopsia
Incremento del CEA inspiegabile in pazienti con storia di tumore del colon-retto e immagini di diagnostica convenzionale negative

---

Falsi positivi
1. Captazione fisiologica
2. Infiammazione (ad esempio, diverticoliti, coliti)
3. Polipi
4. Anastomosi/variazioni post-operatorie

Falsi negativi
1. Lesioni di piccole dimensioni
2. Tumori mucinosi secernenti
3. Metastasi peritoneali
4. Carcinoidi

Caso 1
Una delle principali indicazioni per l'esame PET-TC nel tumore colo-rettale è la rivalutazione di pazienti in cui si sospetta una recidiva di malattia. In questo caso si tratta di un paziente che era stato precedentemente sottoposto ad una resezione del tratto medio del sigma per la presenza di un carcinoma. Uno studio PET-TC di follow-up dimostra una massa adiacente all'anastomosi che non è caratterizzabile come fibrosi post-operatoria o recidiva mediante TC o RM. All'esame PET-TC, si osserva una notevole captazione di FDG all'interno di questa lesione e la presenza di un nodulo metabolicamente attivo nel lobo inferiore del polmone destro; entrambi sono indicativi della presenza di ripresa di malattia.

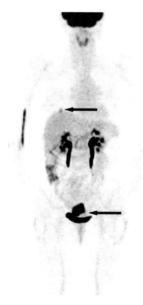

Fig. 5.1 Immagine MIP che mette in evidenza una captazione patologica al di sopra della vescica (*freccia*) ed una alla base del polmone destro (*freccia*). Da notare il parziale stravaso di FDG al braccio destro

Nella Figura 5.1 è rappresentata un'immagine MIP in cui si osserva un'anomala captazione di FDG che sovrasta la vescica (freccia) e un focolaio attivo alla base del polmone destro (freccia). È da notare la presenza di FDG attribuibile a stravaso di FDG nel braccio destro.

Nella Figura 5.2 sono riportate immagini in proiezione sagittale (sinistra) e assiale (destra) della massa presacrale captante FDG (frecce), osservabile anche nell'immagine MIP nella Figura 5.1.

Nella Figura 5.3 sono visibili immagini in proiezione coronale e assiale del nodulo nel lobo inferiore polmonare destro ipercaptante FDG e quindi congruo con l'ipotesi di una lesione metastatica.

Caso 2

Si tratta del caso di un paziente precedentemente sottoposto a emicolectomia destra per un carcinoma del cieco. Uno studio TC di follow-up dimostra la presenza di due metasta-si nel lobo destro del fegato come uniche evidenze di ripre-sa di malattia. La resezione di metastasi epatiche isolate in questa condizione può essere curativa, tuttavia l'indagine PET-TC dimostra la presenza di metastasi epatiche multiple che occupano entrambi i lobi non evidenti all'indagine TC. Il paziente pertanto viene trattato con terapia palliativa e non sottoposto ad una resezione epatica. Nelle Figure com-prese tra 5.4 e 5.8 sono riportate le immagini MIP, le proie-zioni assiali e coronali nelle quali sono visibili alcune delle lesioni (almeno 12) identificate nel fegato.

Caso 3

Si tratta del caso di un paziente con pregressa diagnosi di tumore colo-rettale. Nel corso del follow-up post-operatorio viene messo in evidenza un aumento del CEA, ma non è pos-sibile rilevare alcuna sede di recidiva con la TC. L'indagine PET mette tuttavia in evidenza un focolaio di anormale cap-tazione di FDG nel fegato trattabile chirurgicamente (meta-stectomia). Nelle Figure 5.9 e 5.10 sono visibili immagini MIP e in proiezione assiale in cui è evidente una metastasi solitaria nel lobo epatico destro.

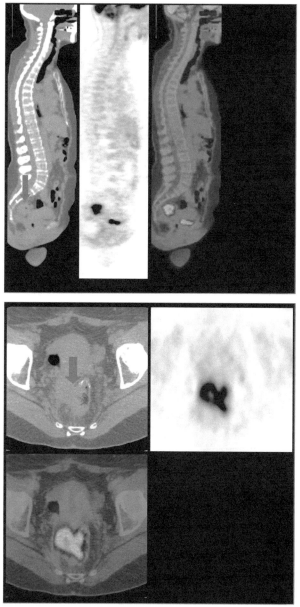

Fig. 5.2 Sezioni sagittale (*sopra*) e assiale (*sotto*) di una lesione presacrale che capta l'FDG

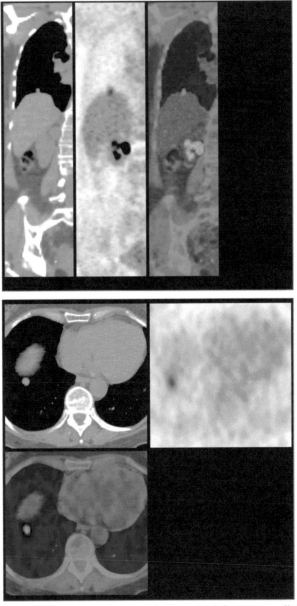

Fig. 5.3 Immagini coronale e assiale di un nodulo captante l'FDG al lobo inferiore del polmone destro

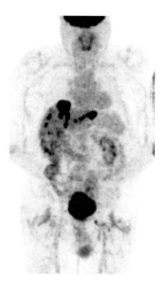

Fig. 5.4 Immagine MIP che mostra metastasi epatiche bilobari

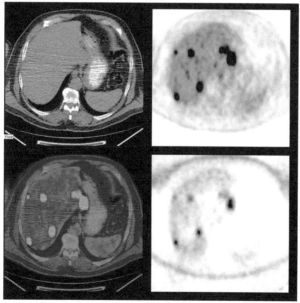

Fig. 5.5 Questa sezione assiale mette in evidenza almeno cinque lesioni metabolicamente attive

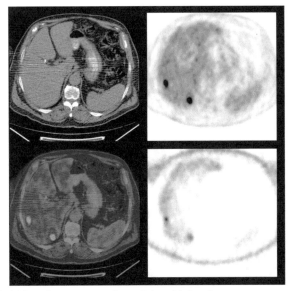

Fig. 5.6 Altre due metastasi epatiche al lobo destro

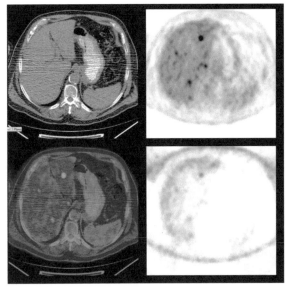

Fig. 5.7 Le immagini assiali mettono in evidenza lesioni ai lobi destro e sinistro

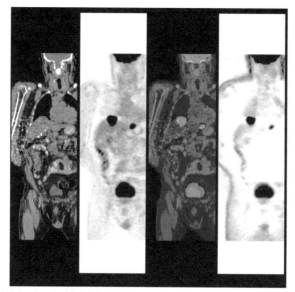

Fig. 5.8 Lesioni ai lobi destro e sinistro in sezione coronale

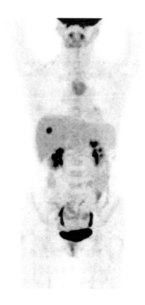

Fig. 5.9 Rialzo del CEA con TC normale. La PET mette in evidenza una metastasi epatica

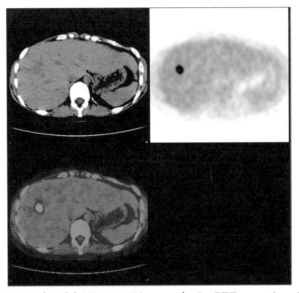

Fig. 5.10 Rialzo del CEA con TC normale. La PET mette in evidenza una metastasi epatica al lobo destro

Caso 4

Si tratta del caso di un paziente con pregressa diagnosi di adenocarcinoma rettale nel quale l'indagine PET-TC ha messo in evidenza un'intensa anomala captazione di FDG nel cieco. Questa lesione è un tumore primitivo sincrono del cieco e l'incidenza di queste lesioni sincrone è circa del 3%. Nelle Figure 5.11 e 5.12 si osservano immagini MIP in proiezione antero-posteriore e laterale nelle quali sono evidenti rispettivamente la lesione del cieco e quella del retto. Le corrispondenti immagini in proiezione assiale sono visibili nelle Figure 5.13 e 5.14.

Caso 5

Si tratta del caso di un paziente già sottoposto a resezione per carcinoma del colon nel quale si osserva un aumento del CEA e nel quale tuttavia non si osservano alterazioni all'indagine TC. L'esame PET-TC rivela quattro focolai di anormale captazione di FDG evidenti nell'immagine MIP della Figura 5.15, in cui le lesioni sono indicate con le frecce.

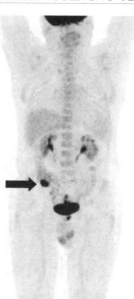

Fig. 5.11 Immagine MIP antero-posteriore che mette in evidenza una captazione patologica a livello dell'intestino cieco (*freccia*)

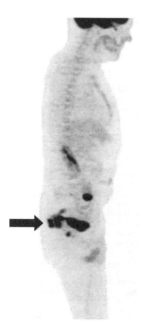

Fig. 5.12 Immagine MIP laterale che mette in evidenza una massa localizzata posteriormente nella vescica

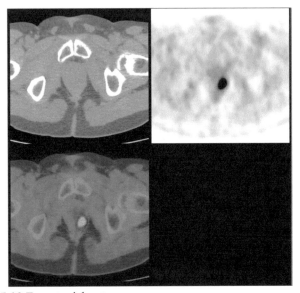

Fig. 5.13 Tumore del retto

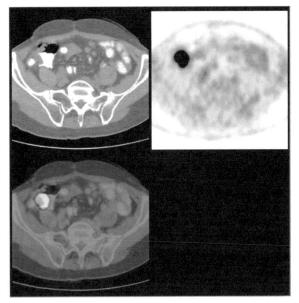

Fig. 5.14 Tumore sincrono al cieco

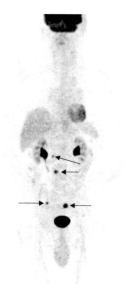

Fig. 5.15 Aumento del CEA con TC normale. L'immagine mette in evidenza quattro lesioni captanti FDG che corrispondono a metastasi peritoneali

Nelle Figure 5.16 e 5.17 è evidente che l'ipercaptazione è dovuta alla presenza di piccoli noduli di tessuto molle nel peritoneo. Lesioni di questo tipo sono di difficile rilevazione mediante TC poiché spesso sono adiacenti al piccolo intestino o al colon, e poiché si assume che esse rappresentino anse intestinali non captanti il mezzo di contrasto.

Caso 6

Si tratta del caso di un uomo di 54 anni con tumore del retto in cui la stadiazione è stata eseguita convenzionalmente mediante TC con mezzo di contrasto. Il successivo esame mediante PET-TC mette in evidenza due lesioni metastatiche nel lobo epatico di destra e un'ulteriore area ipercaptante nel muscolo iliaco di destra. Queste osservazioni sono messe in evidenza nelle immagini MIP nella Figura 5.18. Nella Figura 5.19 è riportata un'immagine in cui è chiaramente visibile la lesione metastatica nel muscolo iliaco di destra, non evidenziata nel corso della stadiazione con TC.

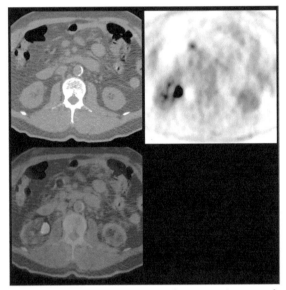

Fig. 5.16 Rialzo del CEA con TC normale. Captazione patologica nel grasso peritoneale

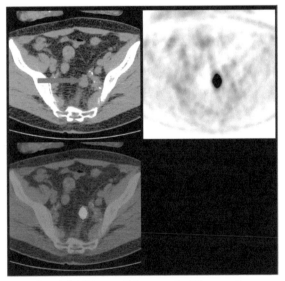

Fig. 5.17 Rialzo del CEA con TC normale. L'immagine mette in evidenza localizzazione di FDG nella regione pelvica

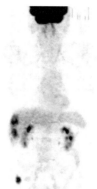

Fig. 5.18 Tumore del retto con metastasi epatica singola vista alla TC. Due ulteriori lesioni epatiche sono evidenziate alla PET, oltre a una localizzazione al muscolo iliaco destro

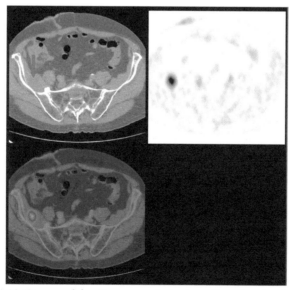

Fig. 5.19 Tumore del retto con metastasi epatica singola vista alla TC. Lesione metastatica al muscolo iliaco destro non evidenziato dalla TC

Caso 7

Si tratta del caso di un paziente sottoposto a intervento chirurgico per un adenocarcinoma del sigma 12 mesi prima. Nella Figura 5.20 è riportata un'immagine assiale in cui è evidente una massa presacrale visibile all'esame TC postoperatorio. L'anomala captazione di FDG è indicativa della presenza di ripresa di malattia. Una lesione infiammatoria postoperatoria si risolve in genere entro 6 mesi dall'intervento.

Caso 8

Si tratta del caso di un paziente sottoposto a intervento chirurgico per un adenocarcinoma del sigma 18 mesi prima. Al follow-up il paziente presenta un aumento del CEA e l'esame TC mette in evidenza lesioni calcifiche epatiche e della coda del pancreas. Nelle Figure da 5.21 a 5.23 sono visibili immagini PET-TC in cui si osservano metastasi epatiche multiple attive, calcifiche, con necrosi centrale (fotopenia) e un coinvolgimento della coda del pancreas oltre che dei linfonodi paraortici.

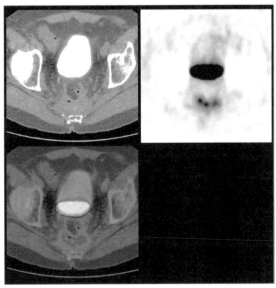

Fig. 5.20 Massa presacrale post intervento. La captazione di FDG dodici mesi dopo l'intervento chirurgico è indicativa di recidiva

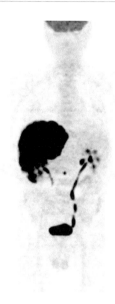

Fig. 5.21 Pregresso tumore del colon con metastasi epatiche calcifiche, area fotopenica centrale necrotica e coinvolgimento dei linfonodi pancreatici e paraortici

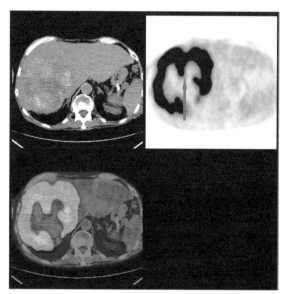

Fig. 5.22 Pregresso tumore del colon con metastasi epatiche calcifiche, area fotopenica centrale necrotica e coinvolgimento dei linfonodi pancreatici e paraortici

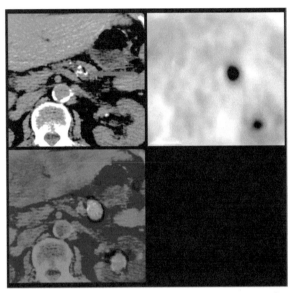

Fig. 5.23 Pregresso tumore del colon con metastasi epatiche calcifi-che, area fotopenica centrale necrotica e coinvolgimento dei linfono-di pancreatici e paraortici

Caso 9

Nelle Figure 5.24 e 5.25 è evidente una stenosi infiammato-ria del sigma (freccia rossa) nell'immagine MIP laterale e nell'immagine assiale sul piano della lesione. È da notare un'area di ispessimento della parete del sigma ipercaptante FDG. Questo studio dimostra che le lesioni infiammatorie possono anche avere un'intensa captazione di FDG. Occorre infatti ricordare che una lesione metabolicamente attiva non è necessariamente maligna.

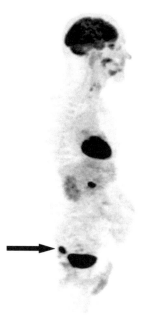

Fig. 5.24 Immagine MIP laterale di una stenosi infiammatoria del sigma (*freccia*)

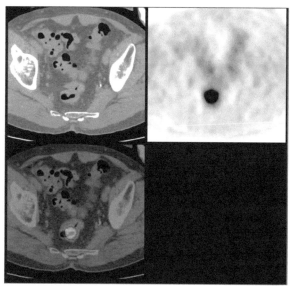

Fig. 5.25 Immagine assiale di una stenosi infiammatoria del sigma (*freccia*)

Capitolo 6
Tumori del capo e del collo

INTRODUZIONE

Il ruolo della PET-TC nella gestione dei pazienti con tumori epiteliali del capo e del collo è in continua crescita, in particolare per quanto concerne i tumori più comuni quali quelli orofaringei, del naso-faringe e i tumori a cellule squamose della laringe. I tumori del capo e del collo sono la sesta fra le cause più comuni di neoplasia a livello mondiale, e rappresentano il 2-5% dei tumori fra la popolazione.

A causa della loro sede, sono neoplasie di difficile trattamento che richiedono un approccio multidisciplinare con il contributo di chirurghi, oncologi, personale infermieristico, radiologi e altre figure professionali di supporto per una terapia efficace. In questi pazienti ogni tipo di intervento, chirurgico, radioterapico, chemioterapico determina un impatto profondo sull'alimentazione, l'eloquio e le capacità sociali. Vi è il bisogno di sostenere il paziente in tutte queste necessità. Nei pazienti con tumore del capo e del collo, nonostante l'impatto di queste neoplasie sulla vita quotidiana, si ha una sopravvivenza a 5 anni nei soggetti con malattia avanzata al momento della diagnosi (stadio 4) di circa il 30%; questi valori possono essere considerati buoni se paragonati ai dati relativi alle altre neoplasie epiteliali delle vie aeree e del tubo digerente.

La maggior parte dei tumori del capo e del collo si manifesta in genere quando è già in uno stato abbastanza avanzato; meno di un terzo di essi viene diagnosticato negli stadi I o II. Nella grande maggioranza dei casi (superiore al 75%), i tumori sono localizzati alla base della lingua o nella fossa tonsillare. Alcol e tabacco sono fattori eziologici fortemente correlati alla promozione dei tumori della testa e del collo che agiscono in modo fortemente sinergico. Inoltre nei pazienti che fanno uso di alcol e che sono forti fumatori si osserva spesso l'insorgenza di altri tumori primari (secondi primitivi) del polmone o dell'esofago.

La stadiazione, il trattamento e la prognosi sono tumore-dipendenti ma, come nella maggior parte degli altri tumori, la diagnosi precoce e il trattamento rappresentano la base per una sopravvivenza più prolungata.

Vi sono alcune differenze minori nella stadiazione T per i vari sottotipi di tumori, mentre i parametri che definiscono gli stadi N ed M sono gli stessi per tutti i tipi di tumore della testa e del collo. Il sistema di stadiazione TNM per i tumori orofaringei è riportato nella Tabella 6.1. La suddivisione in stadi è riportata nella Tabella 6.2

Tabella 6.1 Classificazione TNM

Definizione TNM
Tumore primitivo (T)

TX	Il tumore primitivo non può essere definito
T0	Nessuna evidenza di tumore primitivo
Tis	Carcinoma in situ
T1	Tumore di dimensione massima di 2 cm
T2	Tumore di dimensioni comprese fra 2 e 4 cm
T3	Tumore di dimensioni maggiori di 4 cm
T4 (lip)	Tumore che invade la corticale ossea, i nervi alveolari inferiori, il pavimento buccale o la cute del volto (es. naso o mento)
T4a	(cavità orale) Il tumore invade le strutture adiacenti (attraverso l'osso corticale, nei muscoli profondi (estrinseci) della lingua (genioglosso, ioglosso, palatoglosso e stiloglosso), il seno mascellare, la cute del volto)
T4b	Tumore che invade lo spazio masticatorio, le lamine pterigoidee o la base cranica o avvolge l'arteria carotide interna

Nota: la sola erosione superficiale dell'osso/cavità dentale da parte di un primitivo gengivale non è sufficiente per classificare il tumore come T4

Linfonodi regionali (N)

NX	I linfonodi regionali non possono essere definiti
N0	Assenza di metastasi in sede linfonodale
N1	Metastasi in un singolo linfonodo omolaterale, di dimensioni inferiori a 3 cm
N2	Metastasi in un singolo linfonodo omolaterale, di dimensioni comprese fra 3 e 6 cm; o in multipli linfonodi omolaterali, nes-

Continua **Tabella 6.1**

> suno di dimensioni maggiori a 6 cm; o in linfonodi bilaterali o controlaterali, nessuno con dimensioni maggiori di 6 cm

N2a   Metastasi in un singolo linfonodo omolaterale, di dimensioni comprese fra 3 e 6 cm

N2b   Metastasi in multipli linfonodi omolaterali, nessuno di dimensioni maggiori a 6 cm

N2c   Metastasi in linfonodi bilaterali o controlaterali, nessuno con dimensioni maggiori di 6 cm

N3   Metastasi in un linfonodo di dimensioni più grandi di 6 cm

Metastasi a distanza (M)

MX: La presenza di metastasi a distanza non può essere accertata
M0: Nessuna metastasi a distanza
M1: Metastasi a distanza

Fonte: Con l'autorizzazione dell'American Joint Committee on Cancer (AJCC), Chicago, Illinois. La fonte originale di questo materiale è l'AJCC Cancer, Staging Manual, sesta edizione (2002) edito da Springer-New York.

Tabella 6.2 Descrizione della stadiazione TNM

STADIO			
Stadio 0	Tis	N0	M0
Stadio I	T1	N0	M0
Stadio II	T2	N0	M0
Stadio III	T3	N0	M0
	T1	N1	M0
	T2	N1	M0
	T3	N1	M0
Stadio IVA	T4a	N0	M0
	T4a	N1	M0
	T1	N2	M0
	T2	N2	M0
	T3	N2	M0
	T4a	N2	M0
Stadio IVB	Ogni T	TN3	M0
	T4b	Ogni N	M0
Stadio IVC	Ogni T	Ogni N	M1

Fonte: Con l'autorizzazione dell'American Joint Committee on Cancer (AJCC), Chicago, Illinois. La fonte originale di questo materiale è l'AJCC Cancer, Staging Manual, sesta edizione (2002) edito da Springer-New York.

Il quadro di captazione normale di FDG nella testa e nel collo è complesso, e la combinazione di informazioni anatomiche e funzionali ottenibili con la PET-TC è essenziale per ottenere una chiara definizione di questi quadri. La conoscenza di questi quadri di normalità ha anche permesso di valutare la qualità delle immagini PET-TC meglio di quanto non fosse possibile con la sola PET ed ha permesso la riduzione di effetti dovuti a piccoli movimenti sulla qualità delle immagini PET. L'anatomia, la patologia e gli effetti iatrogeni nei tumori del capo e del collo sono complessi, ma possono essere interpretati. In questo capitolo verranno mostrati alcuni di questi quadri. La PET-TC è un'indagine importante nella rilevazione di recidive locali di malattia dopo il trattamento. Questa opportunità è particolarmente rilevante poiché l'identificazione e il trattamento di queste recidive permette di migliorare la sopravvivenza e la qualità della vita del paziente.

Un'altra indicazione all'uso della PET-TC nei tumori della testa e del collo è la dimostrazione di neoplasie primitive non rilevate da altre metodiche. La PET-TC dovrebbe essere utilizzata nel caso di pazienti con linfonodi del collo di dimensioni aumentate e in cui la biopsia ha messo in evidenza un tumore epiteliale non identificato dopo indagini cliniche, panendoscopia, TC ed eventualmente esame RM. La rilevazione ed il trattamento dei tumori primitivi è importante perché migliora le probabilità di successo del trattamento stesso ed il periodo libero da malattia. In questo capitolo verranno presentati alcuni quadri normali di testa e collo visti con la PET-TC e alcuni esempi di recidive e di tumori primitivi misconosciuti.

Sesto tumore per incidenza nel mondo
Più frequente alla base della lingua e nella fossa tonsillare
Fortemente correlato all'uso di alcolici e fumo
Il trattamento può essere con chirurgia, radioterapia,
chemioterapia o varie combinazioni

RUOLO DELLA PET-TC NEI TUMORI DELLA TESTA E DEL COLLO

Stadiazione dei tumori primitivi di testa e collo
Identificazione delle sedi di recidive
Differenziazione tra necrosi e recidive
Identificazione della sede di un tumore occulto
Valutazione della risposta alla terapia
Valutazione prognostica

QUADRI NORMALI DI CAPTAZIONE DI FDG NELLA TESTA E NEL COLLO

Nella Figura 6.1 è riportata la rappresentazione assiale usuale della testa e del collo osservata con l'esame PET-TC. L'immagine TC si trova nell'angolo superiore sinistro della figura, l'immagine PET è disposta nell'angolo superiore destro della figura e nella immagine in basso a sinistra della figura la distribuzione dell'FDG appare in colore blu-oro sovrapposta all'immagine TC. In quest'ultima immagine sono combinate l'informazione anatomica e funzionale. In questa sezione, a livello delle orbite, è possibile vedere anteriormente i globi oculari; la captazione di FDG può essere vista sia nel muscoli retti mediali (frecce nere) sia nei muscoli retti laterali (testa di freccia nera). Questi muscoli sono in rapida contrazione ed il loro metabolismo dipende dal glucosio e per tale ragione si osserva sempre una captazione di FDG. È da notare che la captazione nei retti mediali è leggermente superiore a quella dei retti laterali per l'attività di questi stessi muscoli deputati all'accomodazione degli occhi. La captazione di FDG è visibile anche nella materia grigia del cervello, e in questa sezione sono rappresentati i lobi temporali (lettera T) e il cervelletto (lettera C). Una captazione si osserva anche nel ponte. Concentrazioni costanti di glicemia sono essenziali per il funzionamento del cervello poiché questo è l'unico substrato energetico per l'attività cerebrale, pertanto si osserva sempre un'elevata captazione di FDG nella materia grigia.

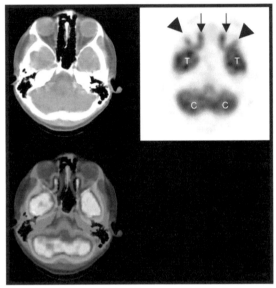

Fig. 6.1 Quadro di normalità all'esame PET-TC della regione della testa e collo

Nella Figura 6.2 si osserva una sezione del naso-faringe. È da notare la presenza di aria che appare di colore nero sulle immagini TC all'interno della cavità nasale e nei seni mascellari destro e sinistro. Le frecce nere indicano la coppia di depressioni anteriori del nasofaringe, che rappresentano gli ostii delle tube di Eustachio nel nasofaringe. Posteriormente agli ostii vi sono due ulteriori depressioni, le fosse di Rosenmueller o recessi faringei. In questa sede si osserva una normale captazione di FDG (frecce blu sull'immagine PET-TC), che in alcuni casi può essere molto più accentuata che in quest'esempio. Questa osservazione è molto importante poiché questa è la sede più comune dei tumori naso-faringei. Pertanto nella valutazione dell'esame PET-TC è necessario esaminare molto attentamente questa regione. È da notare la normale captazione del midollo allungato.

Nella Figura 6.3 è rappresentata una sezione a livello dell'orofaringe ed è possibile riconoscere l'ugola posteriormente alla lingua. Nella immagine PET si riconosce un'area di captazione a forma di "doppia U" circostante i processi

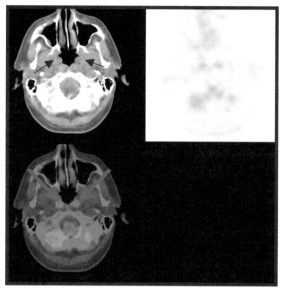

Fig. 6.2 Quadro di normalità all'esame PET-TC della regione della testa e collo

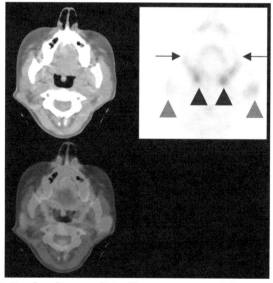

Fig. 6.3 Quadro di normalità all'esame PET-TC della regione della testa e collo

alveolari delle ossa mascellari su entrambi i lati. Si osservi l'aspetto della captazione nell'area compresa fra le due frecce. La captazione di FDG delinea un'area a forma di ferro di cavallo nella cui porzione posteriore si osservano due aree di captazione di FDG (teste di freccia nere) dovute alla normale captazione osservabile nella porzione superiore delle tonsille palatine destra e sinistra.

Nella Figura 6.4 è rappresentata una sezione a livello della base della lingua. Un'area di aumentata captazione di FDG a forma di "V inversa" è visibile all'interno della mandibola (frecce nere) ed è dovuta alla captazione nel muscolo miloioideo. Questa captazione rappresenta il consumo di glucosio da parte del muscolo elevatore dell'osso ioide, che mantiene aperta la faringe in maniera inconscia nella posizione supina. La normale captazione di FDG si osserva anche nelle tonsille linguali (teste di freccia nere). Questa è una sede frequente per i tumori della base della lingua e, come già detto per la fossa di Rosenmueller nel nasofaringe, deve essere esaminata con grande attenzione nelle immagini PET-TC della testa e del collo.

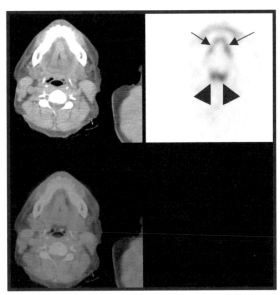

Fig. 6.4 Quadro di normalità all'esame PET-TC della regione della testa e collo

A causa del quadro complesso appena illustrato e delle difficoltà di interpretazione, in alcuni centri viene usualmente somministrato per via orale del diazepam prima della somministrazione dell'FDG, allo scopo di prevenire una captazione nei muscoli del collo a causa della tensione. La somministrazione di diazepam può anche diminuire il livello di captazione osservato fisiologicamente nel grasso bruno in alcuni pazienti.

Ai pazienti viene raccomandato di non parlare durante il periodo di captazione perché ciò darebbe luogo ad una captazione nelle corde vocali che potrebbe essere interpretata erroneamente come patologica. Ai pazienti viene anche raccomandato di non muoversi o masticare durante la fase di captazione. Nel Capitolo 9 è possibile osservare quadri di captazione normale ed anormale nelle corde vocali e di captazione fisiologica dovuta alla tensione muscolare.

RUOLO DELLA PET-TC NELLA STADIAZIONE
Stadiazione T

L'uso combinato di PET e TC permette la rilevazione di tumori primitivi in un numero molto elevato di casi. Recenti studi indicano che più del 95% dei tumori della testa e del collo sono rilevabili mediante PET-TC. Può verificarsi una riduzione di specificità a causa del complesso quadro di captazione normale e in fase postoperatoria a causa di reazioni infiammatorie. Con la PET-TC è possibile un'eccellente definizione della stadiazione del tumore, tuttavia, a causa della risoluzione spaziale degli apparecchi impiegati, può verificarsi una sottostima dell'interessamento della mucosa e sottomucosa.

Stadiazione N

Ci sono circa 800 linfonodi nel corpo, di cui più di 300 sono localizzati nella regione testa collo. È chiaro che la dimensione dei linfonodi da sola non costituisce un elemento discriminante nella valutazione del possibile coinvolgimento neoplastico. Infatti piccoli linfonodi possono contenere cellule neoplastiche mentre linfonodi voluminosi possono semplicemente riflettere una reazione infiammatoria.

È stato dimostrato che la PET-TC è più sensibile della RM e che ha una efficacia doppia rispetto alla TC nel rilevamento delle metastasi linfonodali. La valutazione della captazione linfonodale dipende dalla dimensione dei linfonodi, con diminuzione della sensibilità in relazione alla diminuzione della grandezza dei linfonodi. Con i moderni apparecchi ibridi PET-TC anche lesioni di pochi millimetri possono essere messe in evidenza nell'immagine di fusione. Con la PET-TC è anche possibile rilevare la presenza di malattia occulta in circa il 7% dei casi.

Stadiazione M

L'impiego della PET-TC ha un importante impatto nel rilevamento di lesioni metastatiche. In oltre il 10% dei casi è possibile osservare metastasi occulte che non sono riscontrabili mediante i metodi di stadiazione convenzionale. La sensibilità e la specificità della tecnica PET-TC per la rilevazione di metastasi sono, rispettivamente, superiori al 95% e al 90%.

RILEVAZIONE DELLE LESIONI
Malattia sincrona primitiva

Come precedentemente indicato, nell'eziologia della neoplasia vi sono effetti sinergici di alcol e tabacco. Il soggetto forte fumatore ha un rischio di sviluppare un tumore orofaringeo 7 volte più elevato rispetto ad un non fumatore e il rischio è 37 volte maggiore se, oltre ad essere fumatore, è anche un forte bevitore. Lesioni sincrone si rilevano in circa il 20% dei pazienti; compaiono con un tasso di circa il 5% per anno. Con la PET-TC vengono rilevate spesso lesioni di cui non si è neanche sospettata l'esistenza e che, in alcuni casi, non sono neanche visibili con le tecniche di diagnostica convenzionale.

Tumori primitivi occulti

L'impiego della PET-TC è utile nei casi in cui è stata rilevata la presenza di linfonodi interessati da diffusione metastatica ma in cui l'impiego delle tecniche di diagnostica convenzionale non ha permesso di identificare la sede di malattia primitiva. Circa 1 su 20 casi di neoplasia si presentano in questo modo. L'identificazione e il trattamento precoce dei tumori primitivi è associato ad un aumento della sopravvivenza. È stato dimostrato che impiegando la PET-TC è possibile identificare la sede del tumore primitivo in una percentuale di casi compresa tra il 20-50%. Le sedi comuni di risultati falsi negativi all'indagine PET-TC sono spesso le tonsille linguali e palatine. Queste sono sedi di captazione fisiologica di FDG, pertanto occorre prestare particolare attenzione alla presenza di asimmetrie di captazione.

RISPOSTA AL TRATTAMENTO E RILEVAZIONE DI MALATTIA RESIDUA

Molti studi hanno evidenziato che la PET-TC può essere utilizzata per valutare la risposta di una lesione alla radioterapia o alla chemioterapia. A questo scopo il SUV viene misurato prima e dopo la terapia. Nel caso in cui si osservi una significativa riduzione del SUV dopo terapia si assume che la variazione del metabolismo sia il risultato della risposta del tumore alla terapia. Non esiste accordo su quanto tempo far trascorrere prima di eseguire un esame PET di controllo dopo la terapia e sulla correlazione fra il valore del SUV e la risposta a lungo termine. In generale, la risposta alla chemioterapia può essere valutata abbastanza precocemente, e la risposta alla radioterapia può essere valutata già entro tre settimane dal completamento della terapia ed appare correlata alla prognosi a lungo termine. Si possono, tuttavia, osservare risultati falsi positivi indotti dalla reazione infiammatoria post terapia.

I risultati di alcuni studi suggeriscono che un valore massimo di SUV uguale o inferiore a tre e riduzioni superiori all'80% rispetto allo studio basale sono correlati ad una migliore prognosi, anche se è necessario acquisire ancora dei dati allo scopo di assegnare un ruolo definitivo al SUV in tali circostanze.

La PET-TC è caratterizzata da un'elevata sensibilità nella rivelazione di malattia residua. È inoltre possibile aumentare la specificità lasciando intercorrere un periodo di tempo sufficiente a determinare la diminuzione delle reazioni infiammatorie causate dalle terapie. In generale un'attesa di almeno quattro mesi dopo la chirurgia permette di ottenere

risultati più attendibili nella rilevazione di malattia residua
o di recidive. Questo è estremamente importante poiché è
stato dimostrato che la resezione di recidive di piccole
dimensioni corrisponde ad un prolungamento della sopravvivenza e ad un miglioramento della qualità della vita.
Risultati PET-TC negativi a sei mesi dalla terapia hanno un
valore predittivo negativo elevato nell'escludere la presenza
di malattia. Tuttavia il ruolo della PET-TC nella sorveglianza della malattia non è ancora ben definito. Sono necessari
ulteriori studi per definire la popolazione da esaminare e
l'intervallo di tempo che deve intercorrere fra il termine
della terapia e il successivo esame di controllo.

PET-TC
Aumenta la specificità dello stadio T
Migliora la determinazione di N
Migliora il riconoscimento di malattia sincrona
Aumenta il riconoscimento di metastasi occulte
**È la migliore metodica per il riconoscimento di recidive e
di malattia residua**
**Ha un ruolo importante nella valutazione della risposta
alla terapia**

Caso 1
Nella Figura 6.5 sono raccolte l'immagine MIP, sulla sinistra,
e le immagini assiali, sulla destra, relative ad un esame PET-
TC. L'immagine MIP può essere considerata come rappresentativa di un corpo trasparente in cui è visibile la distribuzione dell'FDG dopo la sua somministrazione. Si può osservare
come la maggior parte dell'FDG si accumuli nel cervello,
come già descritto precedentemente. La captazione nel cuore
è normale e molto eterogenea; inoltre è presente FDG nelle
vie urinarie. Si tratta del caso di un paziente con un tumore
della lingua sottoposto a ricostruzione postoperatoria. Al
momento dell'osservazione, il paziente lamenta dolore ed è
presente una tumefazione sul margine del tessuto linguale
residuo in contiguità con la porzione ricostruita. Solo il
nodulo ha un aspetto clinico sospetto e l'esame PET-TC viene

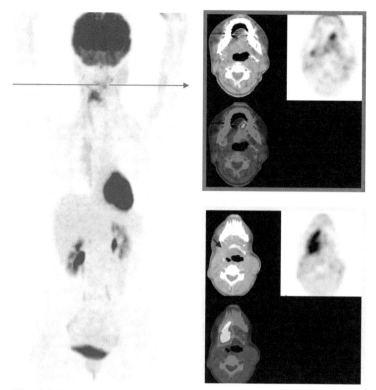

Fig. 6.5 Paziente con storia di un tumore della testa e collo

eseguito per valutare l'estensione di una possibile recidiva di malattia. La sezione assiale PET-TC in cui è rappresentato il nodulo palpabile è indicata dalla freccia rossa sull'immagine MIP. La posizione del nodulo nell'immagine MIP è indicata dall'interruzione della freccia rossa e la captazione del nodulo medesimo è rappresentata nell'immagine assiale con il bordo rosso. L'esame bioptico della lesione mette in evidenza solo la presenza di tessuto granulomatoso e non di neoplasia.

Una captazione di FDG più marcata è invece visibile nella porzione ricostruita della lingua indicata con una freccia gialla, e l'interruzione della linea indica la sede della captazione. Questa lesione non è palpabile, come spesso accade nelle porzioni più profonde dei segmenti ricostruiti.

Nel riquadro giallo, nell'immagine risultante dalla fusione PET-TC, si nota che la captazione di FDG (in color giallo-oro) è estesa alla mandibola; la freccia nera indica la distruzione della parte destra dell'osso ioide. Il paragone tra la componente destra, lesionata, e quella sinistra, integra, dell'osso ioide indica una recidiva di malattia in stato avanzato di difficile trattamento chirurgico.

Caso 2

Nella Figura 6.6 è riportata un'immagine MIP in cui è osservabile la distribuzione di FDG nell'intero corpo. La freccia

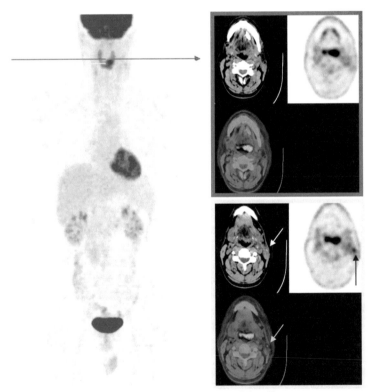

Fig. 6.6 Un linfonodo della regione destra del collo è stato rimosso chirurgicamente, con riscontro di un tumore a cellule squamose, senza riconoscimento della lesione primitiva

rossa indica il livello della sezione assiale PET-TC relativa all'immagine bordata in rosso, la freccia gialla indica il livello della sezione assiale PET-TC relativa all'immagine bordata in giallo.

Si noti, a livello della freccia rossa, l'aumento di captazione alla base della lingua, a sinistra. Nell'immagine TC è visibile una tumefazione nella stessa sede. Questa è la sede di un tumore della base della lingua non palpabile non rilevabile mediante panendoscopia. Si paragonino i due lati. Da osservare la normale captazione nella tonsilla linguale destra. Anche nell'immagine sottostante è visibile il tumore primitivo, inoltre è visibile una captazione in un piccolo linfonodo sul lato sinistro. La captazione di FDG è rimarcata dalla freccia nera. Un piccolo linfonodo di elevata densità è visibile nell'immagine TC corrispondente, indicato dalla freccia bianca, e nell'immagine fusa PET-TC è visibile un'ipercaptazione di FDG nella sede del piccolo nodulo (freccia gialla). È da notare che l'esame PET-TC non può essere considerato completamente attendibile nella valutazione della diffusione ai linfonodi dei tumori del capo e del collo.

Caso 3

Si tratta del caso di un paziente di mezza età che è giunto all'osservazione per la presenza di una tumefazione localizzata nel lato destro del collo. Per il resto il paziente riferisce di stare abbastanza bene, a parte un indefinito dolore dorsale. All'esame bioptico dei linfonodi del collo si osserva la presenza di cellule metastatiche da adenocarcinoma squamoso. L'indagine mediante TC e RM non permette di rilevare alcuna lesione primitiva nel capo, collo e torace. In questo caso l'esame PET-TC viene eseguito nel tentativo di identificare la lesione primitiva. Nell'immagine MIP della Figura 6.7 si osserva un'anomala captazione nel lato destro del collo. Un'ulteriore anomala captazione si osserva anche nel mediastino, attorno all'ilo destro e in una delle vertebre lombari. Nelle immagini assiali PET-TC del collo (Figura 6.8) si osserva un aumento di captazione di FDG nei linfonodi del lato destro del collo. Nella Figura 6.9 si osserva un'immagine assiale del mediastino superiore in cui è identificabile un'area di captazione attribuibile a metastasi sul

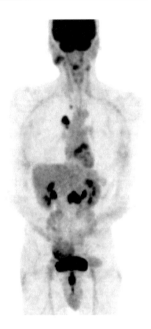

Fig. 6.7 Immagine MIP che mette in evidenza captazioni patologiche a livello di collo, mediastino e vertebre toraciche distali

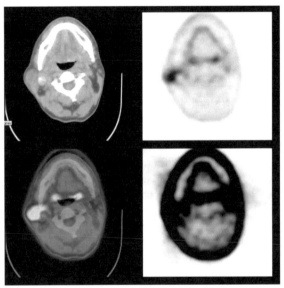

Fig. 6.8 Captazione patologica di un linfonodo della regione destra del collo

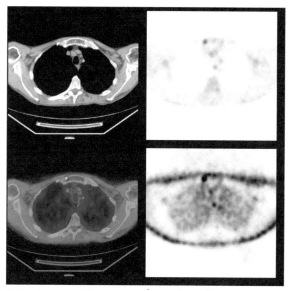

Fig. 6.9 Sezione assiale passante per il mediastino superiore che mette in evidenza una piccola metastasi ossea al margine destro dello sterno

lato destro dello sterno. Nella immagine TC non è visibile una lesione ossea. Nella Figura 6.10 è visibile la lesione primitiva nell'ilo destro. Con la successiva broncoscopia e biopsia si conferma la presenza di un tumore primitivo a cellule squamose che sarebbe stato classificato come una lesione T1 in base alla sola osservazione del polmone. Nelle Figure da 6.11 a 6.13 si osservano immagini assiali sagittali e coronali in cui compare la lesione metastatica del corpo vertebrale L2. Questo caso illustra la possibilità di identificare mediante PET-TC la presenza di tumori primitivi misconosciuti.

Caso 4
Si tratta del caso di una paziente con un tumore a cellule squamose del terzo prossimale dell'esofago. La paziente ha una lunga storia di significativo consumo di alcol e fumo. La stessa riporta la recente comparsa di variazione della voce e disfagia ingravescente.

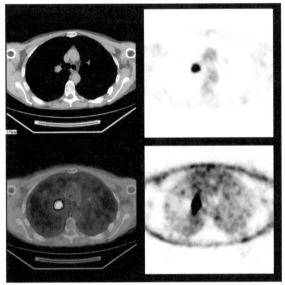

Fig. 6.10 Captazione patologica a livello dell'ilo polmonare destro

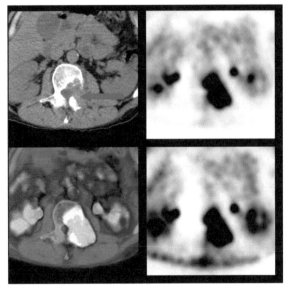

Fig. 6.11 Sezione assiale che passa attraverso la captazione lombare di FDG. La TC mette in evidenza una grossa massa di tessuto che ha invaso la porzione posteriore di un corpo vertebrale, la lamina sinistra ed il peduncolo

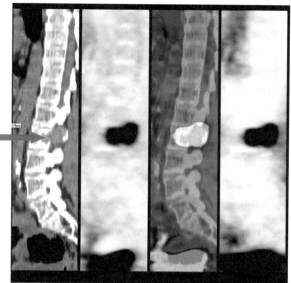

Fig. 6.12 Sezione sagittale che passa attraverso la captazione lombare di FDG. La TC mette in evidenza una grossa massa di tessuto che ha invaso la porzione posteriore di un corpo vertebrale, la lamina sinistra ed il peduncolo

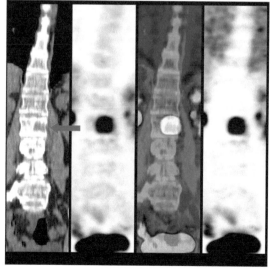

Fig. 6.13 Sezione sagittale che passa attraverso la captazione lombare di FDG. La TC mette in evidenza una grossa massa di tessuto che ha invaso la porzione posteriore di un corpo vertebrale, la lamina sinistra ed il peduncolo

I risultati dell'esame PET-TC eseguito prima della chirurgia sono riportati nella Figura 6.14 in cui è visibile, nell'immagine MIP, un'elevata captazione di FDG nel tratto prossimale dell'esofago (freccia rossa), frequente in questi soggetti. Vi è anche, indicata dalle frecce nere, un'elevata captazione di FDG nel lato destro del collo. Nella Figura 6.15 sono rappresentate alcune immagini assiali del mediastino superiore. In queste immagini si osserva un'elevata captazione di FDG a livello della parete esofagea che nell'immagine TC si presenta ispessita (freccia rossa) e che comprime la trachea superiore determinandone la forma semilunare (freccia gialla). Nella Figura 6.16 si osserva un'immagine sagittale attraverso la linea mediana in cui è visibile l'estensione craniocaudale del tumore esofageo. Nella Figura 6.17 si osserva la captazione asimmetrica di FDG nella corda vocale destra, ben apprezzabile nelle immagini fuse PET-TC. Vi è solo una minima dubbia anomalia nell'immagine TC. Nella Figura 6.18 si osserva un'altra sezione in corrispondenza di un piano superiore di due centimetri rispetto alla sezione della Figura 6.15. In quest'immagine si osserva un'asimme-

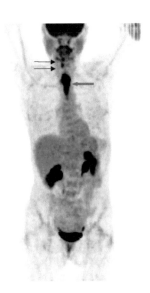

Fig. 6.14 Immagine MIP

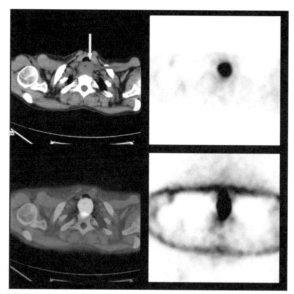

Fig. 6.15 Sezione assiale che attraversa il mediastino superiore

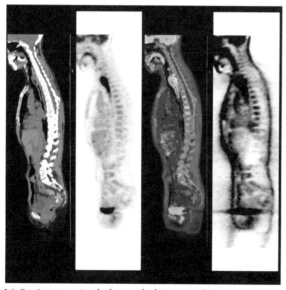

Fig. 6.16 Sezione sagittale lungo la linea mediana

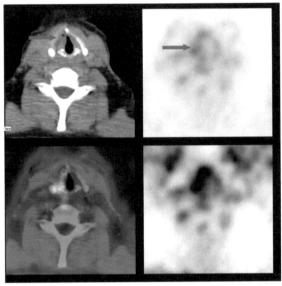

Fig. 6.17 Captazione asimmetrica di FDG della corda vocale destra

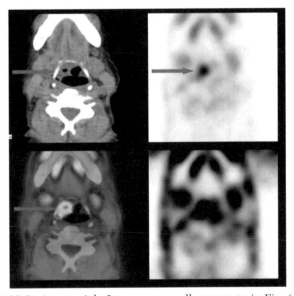

Fig. 6.18 Sezione assiale 2 cm sopra quella mostrata in Fig. 6.15

tria di captazione di FDG a livello della piega ariepiglottica superiore destra. Le frecce rosse sono rivolte verso le regioni d'interesse. La visualizzazione diretta e la biopsia confermano la presenza di un tumore primitivo sincrono laringeoglottico con estensione prossimale destra verso la piega ariepiglottica.

Capitolo 7
Melanoma

INTRODUZIONE

Per alcuni potrebbe essere una sorpresa scoprire che i più frequenti tumori al mondo sono quelli della cute. La cute è il più esteso organo del corpo ed è quotidianamente esposto all'azione di patogeni. I tumori cutanei possono essere indotti da numerose cause, tra cui l'azione di raggi ultravioletti di origine solare.

> **Istotipi di tumori cutanei:**
> **Carcinoma dell'epitelio basale (Basaliomi) 75%**
> **Carcinoma a cellule squamose (Carcinomi squamocellulari) 10%**
> **Melanomi maligni 5%**

Benché i melanomi maligni rappresentino solo il 5% dei tumori cutanei, sono la causa di circa l'85% dei decessi dovuti a tumori della pelle. I criteri di stadiazione dei melanomi sono elencati più avanti nel corso del capitolo. Per ora basti dire che piccole lesioni superficiali possono essere curate con l'escissione chirurgica, mentre lesioni più spesse che penetrano a fondo nella cute possono comunque essere seguite, dopo l'escissione, da recidive linfonodali locali o a distanza. La malattia metastatica diffusa può essere trattata con chemioterapia, ma i risultati non sono soddisfacenti e la sopravvivenza è limitata.

> **Le possibilità terapeutiche sono limitate e la migliore speranza di cura è nella resezione completa del tumore**

Il melanoma maligno ha un'elevata propensione alla diffusione metastatica per via linfatica; metastasi sono spesso osservate in linfonodi distanti, polmone, fegato, cervello, ossa e altre sedi viscerali. La distribuzione delle metastasi è eterogenea e imprevedibile: si osservano comunemente metastasi inattese in sedi distanti dalla lesione primitiva. Sfortunatamente piccole lesioni metastatiche rimangono occulte fin dopo l'intervento chirurgico. In alcuni casi l'intervento chirurgico può essere localmente molto ampio e comportare un'estesa dissezione linfonodale.

Caso 1
Si tratta del caso di un paziente con una diagnosi istologica di tumore primitivo in stadio T4b del dorso. Con la diagnostica convenzionale viene messo solo in evidenza un piccolo linfonodo mediastinico giudicato normale in base alle dimensioni.

Nella Figura 7.1 è rappresentata l'immagine MIP dell'esame PET-TC in cui si osserva una diffusa ed intensa captazione di FDG in tutto il fegato e un linfonodo mediastinico ipercaptante FDG. In aggiunta si osserva la presenza di metastasi ossee femorali bilaterali. Nella Figura 7.2 si osser-

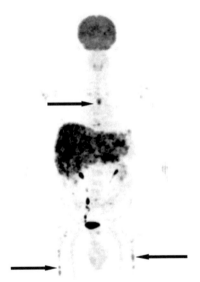

Fig. 7.1 Melanoma con metastasi epatiche diffuse. Altre metastasi sono riconoscibili bilateralmente ai femori ed ai linfonodi mediastinici

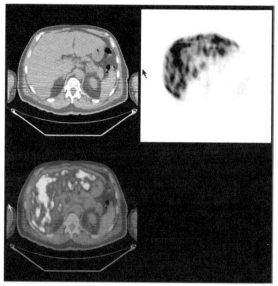

Fig. 7.2 Melanoma con metastasi epatiche diffuse. Quadro TC normale

vano le lesioni in proiezioni assiali del fegato non rivelabili nelle immagini TC, che appaiono normali. Le lesioni mediastiniche e femorali sono indicate dalle frecce rosse nelle Figure 7.3 e 7.4.

Come nel caso di molti altri tumori, è essenziale disporre di metodiche attendibili e riproducibili che permettano una valutazione prognostica e la definizione di una strategia terapeutica. Il possibile coinvolgimento linfonodale può essere diagnosticato mediante la tecnica del linfonodo sentinella, al momento della diagnosi o dell'intervento chirurgico. Questa procedura richiede l'iniezione di un colloide radiomarcato all'interno e attorno al tumore primitivo e l'identificazione del linfonodo di drenaggio mediante l'esame del movimento del tracciante iniettato nel tumore, verso i linfonodi. Se nel primo dei linfonodi drenanti (il linfonodo sentinella) con l'indagine istologica non vengono messe in evidenza metastasi, la probabilità di diffusione metastatica della malattia è molto bassa. Se invece il linfonodo contiene metastasi l'escissione chirurgica dei linfonodi regionali può essere curativa.

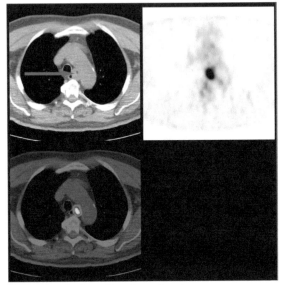

Fig. 7.3 Metastasi linfonodale al mediastino

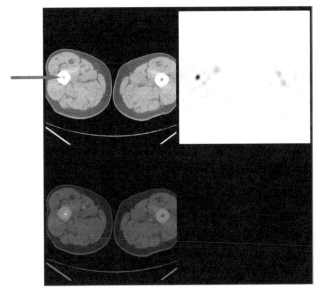

Fig. 7.4 Melanoma con metastasi epatiche diffuse. Altre metastasi sono riconoscibili bilateralmente ai femori ed ai linfonodi mediastinici

Il melanoma è in genere caratterizzato da un'elevata captazione di FDG che è indicativa di un'elevata attività metabolica del tumore e delle sue metastasi. È stato dimostrato che la PET-TC è lo strumento di diagnostica per immagini più efficace per la stadiazione M dei melanomi maligni. Nei pazienti con melanoma, a causa dell'imprevedibilità delle sedi di diffusione metastatica viene eseguito un esame dell'intero corpo, dal vertice del capo fino ai piedi compresi.

Caso 2

Si tratta del caso di un paziente con diagnosi di recidiva di melanoma nei linfonodi ascellari sinistri.

Nella Figura 7.5 è riportata un'immagine MIP in cui si osservano aree multiple di captazione di FDG, in sede epatica e nel piccolo intestino in relazione alla presenza di metastasi. Ulteriori lesioni sono visibili lungo la parete toracica sia sinistra che destra. Nessuna di queste lesioni è rilevabile con le tecniche di diagnostica convenzionale. Nelle Figure dalla 7.6 alla 7.9 sono riportate immagini in cui sono

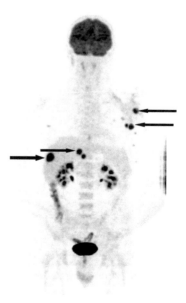

Fig. 7.5 Recidiva tumorale a livello dell'ascella sinistra. Non sono state riscontrate altre anomalie alla TC del torace, addome e pelvi

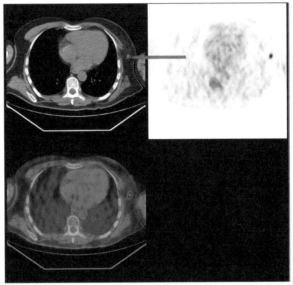

Fig. 7.6 Recidiva tumorale a livello dell'ascella sinistra. Questo piccolo linfonodo non era stato considerato sospetto alla TC

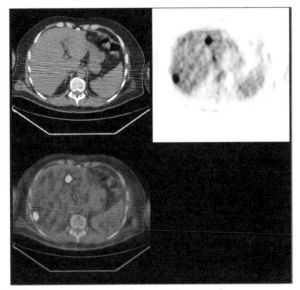

Fig. 7.7 Due metastasi epatiche con TC normale

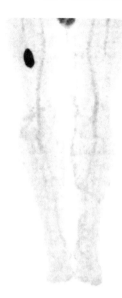

Fig. 7.8 Lesione metastatica alla corticale del femore destro

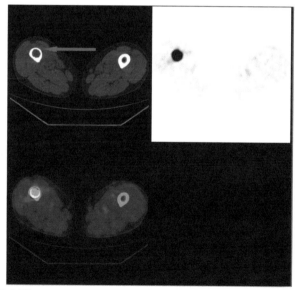

Fig. 7.9 L'immagine mette in evidenza l'assottigliamento della porzione corticale dell'osso femorale destro (*freccia*) rispetto al femore sinistro normale

visibili diverse lesioni riscontrate in questo paziente. Nella Figura 7.6 si osserva un piccolo nodulo ipercaptante della parete toracica sinistra. Nella Figura 7.7 sono visibili due lesioni epatiche misconosciute all'indagine TC. Nella Figura 7.8 si osserva un'immagine MIP degli arti inferiori del paziente in cui è visibile un'area di intensa captazione della componente corticale del femore destro. Nella Figura 7.9 si osserva un'immagine assiale della stessa lesione. È da notare il marcato assottigliamento della parete ossea che deriva dall'estensione della metastasi; si paragoni anche lo spessore osseo patologico con quello della porzione normale del femore. L'indagine convenzionale non viene in genere estesa oltre la pelvi, a meno che non vi siano specifiche indicazioni.

RUOLO DELLA PET-TC NEL MELANOMA MALIGNO

La classificazione T del melanoma primitivo viene eseguita in base all'analisi istologica. Viene eseguita dopo un'ampia escissione locale o una exeresi bioptica. Vi è un consenso pressoché unanime sul fatto che la PET-TC non ha alcun ruolo nella stadiazione T del melanoma. La captazione di FDG in un piccolo linfonodo contiguo alla lesione principale può risultare indistinguibile da quella della lesione principale a causa dei limiti di risoluzione spaziale del sistema di rivelazione PET. Come conseguenza, si può avere un'inaccurata classificazione dello stadio N dei linfonodi locali. La metodica PET-TC, comunque, è estremamente utile per la rilevazione delle metastasi a distanza. Quando la PET-TC viene impiegata per la stadiazione M, i valori di sensibilità e specificità superano il 90%, mentre sono di circa il 50% per la sola TC.

Come già detto, la diffusione della malattia ai linfonodi locali e più ancora a quelli distanti è ben valutabile con la PET, tuttavia il tasso di rivelazione dipende direttamente dalle dimensioni della lesione. Lesioni metastatiche di diametro superiore a 10 mm sono quasi tutte rilevate con la PET-TC, mentre solo l'80% delle lesioni tra 6 e 10 mm vengono rilevate. Lesioni di diametro inferiore ai 5 mm sono rivelate solo in poco più del 20% dei casi. Nonostante la rilevazione di piccole lesioni sia difficile, è da notare che questo è un limite per tutte le tecniche di diagnostica per immagini.

> **Quasi tutte le metastasi di melanoma di dimensioni maggiori di 1 cm di diametro sono visualizzate con la PET-TC**

È stato dimostrato che la PET-TC ha un'accuratezza doppia rispetto a quella della sola TC nella stadiazione dei linfonodi locali e delle metastasi a distanza nel melanoma maligno. Questo comporta una variazione di strategia terapeutica nel 30-50% dei casi di pazienti sottoposti a PET-TC e a circa il 10-20% di tali pazienti viene risparmiato un trattamento chirurgico inutile. In particolare, è stato dimostrato che l'impiego della PET-TC ha un buon rapporto costi-benefici nella gestione dei pazienti ad alta probabilità di malattia metastatica. In generale, l'impiego della PET-TC viene ritenuto più appropriato nei pazienti negli stadi clinici III e IV, caratterizzati da metastasi linfonodali e a distanza, come pure nel sospetto di stadio II di malattia (T3b).

Nei pazienti con metastasi linfonodali locali o con metastasi a distanza isolate può essere presa in considerazione l'ipotesi di praticare una terapia chirurgica seguita da chemioterapia adiuvante. Nei pazienti con malattia più generalizzata, può essere discussa una terapia sistemica, con un buon rapporto costi-benefici senza ricorso a ulteriori procedure diagnostiche.

Caso 3

Nonostante l'impiego della PET-TC sia raccomandato negli stati di malattia più avanzati, è possibile talora rilevare piccole lesioni T1 a condizione che esse abbiano una captazione sufficiente di FDG. Nella Figura 7.10 è riportata l'immagine MIP in proiezione laterale di un paziente in terapia per un linfoma non-Hodgkin. Nell'immagine è visibile una minuscola area di intensa captazione di FDG in una sede molto superficiale. L'immagine PET-TC (Figura 7.11) mette in evidenza una minuscola deformazione appena distinguibile. Questa lesione non era stata precedentemente notata,

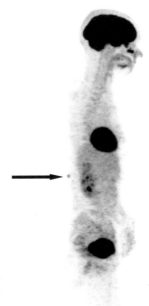

Fig. 7.10 Immagine MIP laterale che mette in evidenza una piccola captazione posteriore (*freccia*)

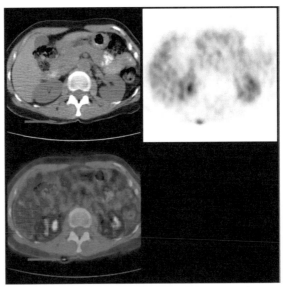

Fig. 7.11 Immagine assiale PET-TC che mette in evidenza una piccola captazione posteriore (*freccia*)

ma con l'esame clinico è stata confermata la presenza di una piccola lesione che all'analisi istologica è stata identificata come un melanoma maligno allo stadio T1.

> **La PET-TC è due volte più accurata rispetto alla TC nel riconoscimento di metastasi a distanza**
> **La PET-TC evita interventi chirurgici non necessari e determina una significativa variazione della terapia**
> **La PET-TC è particolarmente utile in pazienti con sospetto coinvolgimento linfonodale o metastasi a distanza o ad alto rischio**

La PET-TC può anche essere impiegata nella ristadiazione dei pazienti prima della rimozione di una presunta lesione singola o nella conferma di recidiva. L'impiego della PET-TC nella valutazione della risposta al trattamento e nella sorveglianza delle possibili recidive, seppure appaia promettente, non ha avuto ancora un'adeguata diffusione.

Caso 4
Si tratta del caso di un paziente sottoposto ad una exeresi bioptica di un melanoma maligno dell'avambraccio destro. La stadiazione mediante TC mette in evidenza un piccolo linfonodo sopraclavicolare destro, che viene ritenuto l'unica metastasi. Nell'immagine MIP dell'esame PET-TC (Figura 7.12) è evidente la presenza di un secondo focolaio ipercaptante nella fossa sopraclaveare destra. Nella Figura 7.13 è visibile la corrispondente immagine assiale. Sono presenti due piccoli linfonodi sopraclavicolari ipercaptanti che risultano metastatici all'esame istologico.

Aree in cui l'impiego della PET-TC può essere utile in pazienti con melanoma maligno
Nel melanoma maligno l'impiego della PET-TC può essere utile nelle seguenti condizioni:
1. Stadiazione di pazienti con sospetta malattia metastatica linfonodale o a distanza, o ad alto rischio per tale diffusione

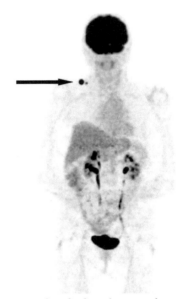

Fig. 7.12 Metastasi ad un linfonodo sovraclaveare destro da melanoma dell'avambraccio destro

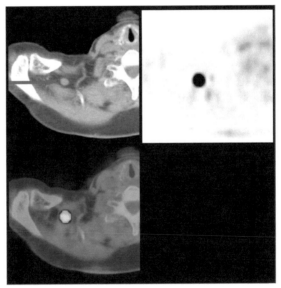

Fig. 7.13 Metastasi ad un linfonodo sovraclaveare destro da melanoma dell'avambraccio destro

2. Stadiazione di pazienti con lesioni sospette al momento della diagnosi
3. Ristadiazione di pazienti prima di metastasectomia
4. Conferma di sospetto di recidiva

Impiego della PET-TC possibile ma con un ruolo ancora indefinito
1. Monitoraggio della risposta alla terapia
2. Follow-up e sorveglianza della malattia

La PET-TC può stadiare il melanoma con migliore accuratezza rispetto ad altre metodiche non interventistiche, con possibile cambiamento della stadiazione e della terapia

---

Caso 5

La descrizione di questo caso permette di illustrare ulteriormente le difficoltà incontrate nella rivelazione della diffusione di malattia con il solo impiego delle tecniche di diagnostica per immagini convenzionali. Si tratta del caso di un paziente con un melanoma recidivante in sede inguinale e lesioni inattese localizzate agli arti inferiori.

Nella Figura 7.14 è riprodotta un'immagine in proiezione assiale a livello inguinale in cui è visibile un piccolo linfonodo nell'inguine, a destra, la cui natura di recidiva è confermata dall'esame bioptico. Nella Figura 7.15 è riprodotta l'immagine MIP degli arti inferiori in cui si osservano multiple metastasi bilaterali misconosciute all'indagine convenzionale. Nelle Figure 7.16 e 7.17 sono riprodotte immagini in proiezione coronale e assiale a livello degli arti inferiori in cui si osserva la presenza di lesioni all'interno delle masse muscolari.

I criteri per la valutazione della risposta alla terapia mediante PET-TC sono ancora oggetto di discussione, e la loro definizione richiede ulteriori studi; essi sono comunque relazionati alla valutazione della variazione del SUV prima e dopo terapia. Il ruolo della PET-TC nel follow-up e l'intervallo di tempo opportuno tra esami successivi sono ancora indefiniti, tuttavia si ritiene che un intervallo di un

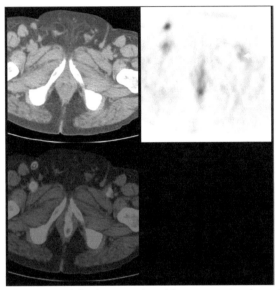

Fig. 7.14 Sezione assiale che mette in evidenza una piccola recidiva ad un linfonodo inguinale destro. La freccia rossa indica il linfonodo alla TC, mentre quelle gialle sulla PET mostrano l'attività vascolare nei vasi femorali

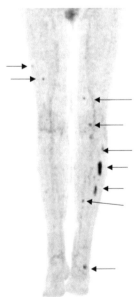

Fig. 7.15 Metastasi alle gambe, non sospettate clinicamente

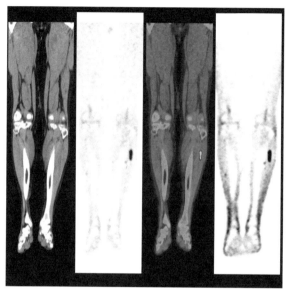

Fig. 7.16 Immagini coronali che mostrano alcune metastasi ai tessuti molli

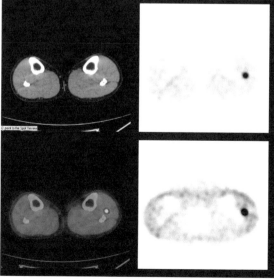

Fig. 7.17 Sezione assiale che mette in evidenza una metastasi ai muscoli del polpaccio sinistro. La TC è normale

anno possa essere adeguato. Questa frequenza di osservazione permette la rilevazione di numerosi casi di recidiva. Tuttavia una sorveglianza con esami più frequenti costituirebbe un carico insostenibile per le scarse risorse disponibili e richiederebbe una validazione basata sull'evidenza.

STADIAZIONE, TRATTAMENTO E VALUTAZIONE PROGNOSTICA

Un'accurata stadiazione della malattia è cruciale per la valutazione prognostica e per la definizione di una strategia terapeutica. Clark e Breslow hanno definitivamente dimostrato che la valutazione della penetrazione del melanoma nella cute è il metodo più accurato per predire le probabilità di recidiva e l'evoluzione della malattia. Clark ha correlato l'entità dell'invasione a livello di penetrazione nei diversi strati del derma, mentre Breslow allo spessore del tumore in millimetri. Nelle più recenti classificazioni TNM viene preferita quasi esclusivamente la classificazione secondo Breslow rispetto alla classificazione secondo Clark per la definizione dello stadio T. In aggiunta, viene presa in considerazione per la determinazione dello stadio T anche l'eventuale ulcerazione osservata all'esame istologico, (Tabella 7.1). Il suffisso "a" viene aggiunto se all'esame istologico non si osservano ulcerazioni. Il suffisso "b" viene aggiunto se invece si osservano ulcerazioni, come pure, nel caso di tumori T1 in livelli di Clark 4 o 5.

Lo stadio clinico I e II viene riservato ai pazienti nei quali non si ha evidenza di metastasi distanti (qualunque stadio T, N0, M0). Se si osserva una diffusione ai linfonodi o ai vasi linfatici (metastasi satelliti o in transito), tale condizione viene definita con la classificazione N (N1-N3) e si definisce lo stato clinico come Stadio III. La presenza di metastasi a distanza viene indicata secondo la classificazione TNM come stadio M1, e secondo la classificazione clinica come stadio IV di malattia.

Gli stadi clinici I e II del melanoma indicano una malattia esclusivamente locale; lo stadio III e IV indicano rispettivamente la presenza di metastasi nei linfonodi regionali drenanti e la diffusione metastatica a distanza, ai linfonodi o alla cute (Tabella 7.2).

Tabella 7.1 Classificazione TNM e stadiazione

STADIAZIONE DEL MELANOMA SECONDO IL SISTEMA TNM

I pazienti con melanoma in situ sono classificati come Tis. I pazienti con melanoma in cui lo stadio non può essere definito dovrebbero essere classificati Tx. La classificazione T del melanoma dovrebbe essere principalmente definita misurando lo spessore del melanoma come definito da Alexander Breslow. Il valore di T è in numeri interi (ad esempio 1,0, 2,0, oppure 4,0mm). Viene definita come ulcerazione l'assenza di una epidermide intatta sopra il melanoma primario, valutata mediante un esame istopatologico. Il livello di invasione definito da Wallace Clark viene impiegato per definire le sottocategorie dei melanomi T1, ma non per i melanomi di maggiore spessore (T2, T3 o T4).

Le metastasi locali più frequenti sono riscontrate nei linfonodi regionali. Il numero di linfonodi metastatici identificati attraverso l'esame anatomo-patologico deve essere indicato ai fini della stadiazione. Un'ulteriore definizione dello stadio viene eseguita mediante una valutazione dell'invasione: microscopica oppure macroscopica. Nei pazienti in cui non si ha evidenza clinica o radiologica di malattia metastatica diffusa ai linfonodi, ma in cui sono presenti metastasi linfonodali rilevate mediante l'esame istopatologico si parla convenzionalmente di malattia metastatica linfonodale microscopica o clinicamente occulta. Per contro, nei pazienti in cui si ha sia evidenza di malattia metastatica diffusa ai linfonodi sia metastasi linfonodali rilevate dopo una linfoadenectomia terapeutica si parla convenzionalmente di malattia metastatica linfonodale macroscopica o clinicamente evidente. Tra le metastasi linfonodali vengono incluse anche le metastasi intralinfatiche, definite in base alla presenza di lesioni satelliti microscopiche o clinicamente evidenti attorno al melanoma primario, oppure in base alla presenza di metastasi in-transito, tra il melanoma primario e i linfonodi regionali.

Le metastasi a distanza vengono classificate in base agli organi e alle sedi in cui si trovano. Un ulteriore fattore impiegato nella stadiazione è la presenza o l'assenza di un elevato livello di LDH sierico. Un livello sierico di LDH elevato può essere posto in relazione alla presenza di melanoma solo se osservato in due misure ripetute a distanza di 24 ore, poiché un aumento del livello sierico di LDH in un solo campione può essere dovuto a emolisi o altri fattori non correlati al melanoma.

Tumore Primitivo (T)

TX Tumore primitivo non definibile
T0 Tumore primitivo non evidenziabile

Continua **Tabella 7.1**

Tis Melanoma in situ (I livello di Clark) (iperplasia melanocitica atipica, displasia melanocitica severa, lesione maligna non invasiva)

T1 Tumore con spessore uguale o inferiore ad 1mm con o senza ulcerazione

T1a livello di Clark II o III senza ulcerazione superficiale

T1b livello di Clark IV o V o presenza di ulcerazione

T2 Tumore con spessore compreso fra 1mm e 2mm

T2a senza ulcerazione

T2b con ulcerazione

T3 Tumore con spessore compreso fra 2mm e 4mm con o senza ulcerazione

T3a senza ulcerazione

T3b con ulcerazione

T4 Tumore con spessore superiore ai 4mm con o senza ulcerazione

T4a senza ulcerazione

T4b con ulcerazione

Linfonodi regionali (N)

NX Linfonodi regionali non valutabili

N0 Linfonodi regionali liberi da metastasi

N1 Metastasi in un solo linfonodo regionale

N1a solo metastasi microscopiche (clinicamente non evidenti)

N1b metastasi macroscopica (clinicamente evidente)

N2 Metastasi in due o tre linfonodi regionali o metastasi intralinfatiche regionali

N2a solo metastasi microscopiche

N2b metastasi macroscopiche

N2c metastasi satellite o metastasi in transito in assenza di metastasi ai linfonodi regionali

N3 Metastasi in quattro o più linfonodi regionali o linfonodi regionali metastatici conglobati o metastasi satellite o in transito con metastasi nei linfonodi regionali

Metastasi a distanza (M)

MX Metastasi a distanza non accertabili

M0 Metastasi a distanza assenti

M1 Metastasi a distanza presenti

M1a metastasi alla cute o nel sottocute o nei linfonodi extra-regionali

M1b metastasi al polmone

M1c altre sedi o qualsiasi sede con aumento dei livelli sierici di LDH

STADIAZIONE

Pazienti affetti da melanoma senza evidenza di metastasi regionali o

Continua **Tabella 7.1**

a distanza (sia clinicamente che dal punto di vista anatomo-patologico) sono divisi in due gruppi di stadiazione: stadio I per pazienti in fase precoce con basso rischio di metastasi e mortalità correlata al melanoma; stadio II per quelli a rischio "intermedio" per metastasi e mortalità correlata al melanoma. Non esistono sottoclassificazioni per lo stadio III clinico a causa dell'inaccuratezza della classificazione. I pazienti appartenenti allo stadio III anatomo-patologico con metastasi appartengono ad un gruppo molto eterogeneo che può essere suddiviso in tre sottogruppi in base al rischio prognostico. I pazienti dello stadio IIIA hanno più di tre metastasi linfonodali microscopiche da un melanoma primitivo non ulcerato e hanno un rischio intermedio di sviluppare metastasi a distanza e nella sopravvivenza correlata al melanoma. I pazienti in stadio IIIB hanno più di tre metastasi linfonodali macroscopiche da melanoma non ulcerato o più di tre metastasi linfonodali microscopiche da un melanoma ulcerato o hanno metastasi intralinfatiche senza metastasi linfonodali. Essi costituiscono dal punto di vista prognostico un gruppo al alto rischio. I restanti soggetti appartengono al gruppo IIIC e sono a rischio molto alto di sviluppare metastasi e di mortalità correlata alla malattia. La presenza di ulcerazione peggiora la prognosi degli stadi I, II e III se comparati a pazienti con melanoma di uguale spessore senza ulcerazione o a quelli con metastasi linfonodali da primitivo non ulcerato. Non ci sono sottogruppi per lo Stadio IV.

Stadiazione clinica

Stadio I	Tis	N0	M0
Stadio IA	T1a	N0	M0
Stadio IB	T1b	N0	M0
	T2a	N0	M0
Stadio IIA	T2b	N0	M0
	T3a	N0	M0
Stadio IIB	T3b	N0	M0
	T4a	N0	M0
Stadio IIC	T4b	N0	M0
Stadio III	Ogni T	N1	M0
	Ogni T	N2	M0
	Ogni T	N3	M0
Stadio IV	Ogni T	Ogni N	M1

Nota: la stadiazione clinica include la microstadiazione del melanoma primitivo e la valutazione clinico/radiologica delle metastasi. Per convenzione, andrebbe usata dopo la rimozione completa del primitivo con valutazione clinica delle metastasi regionali e a distanza

Continua **Tabella 7.1**

Stadiazione anatomo-patologica

Stadio 0	Tis	N0	M0
Stadio IA	T1a	N0	M0
Stadio IB	T1b	N0	M0
	T2a	N0	M0
Stadio IIA	T2b	N0	M0
	T3a	N0	M0
Stadio IIB	T3b	N0	M0
	T4a	N0	M0
Stadio IIC	T4b	N0	M0
Stadio IIIA	T1-4a	N1a	M0
	T1-4a	N2a	M0
Stadio IIIB	T1-4b	N1a	M0
	T1-4b	N2a	M0
	T1-4a	N1b	M0
	T1-4a	N2b	M0
	T1-4a/b	N2c	M0
Stadio IIIC	T1-4b	N1b	M0
	T1-4b	N2b	M0
	Ogni T	N3	M0
Stadio IV	Ogni T	Ogni N	M1

Nota: La stadiazione patologica include la microstadiazione del melanoma primitivo e informazioni anatomo-patologiche sui linfonodi regionali dopo completa o parziale linfadenectomia. I pazienti in stadio 0 o stadio IA sono eccezioni e non richiedono la valutazione anatomo-patologica linfonodale.

Fonte: Con l'autorizzazione dell'American Joint Committee on Cancer (AJCC), Chicago, Illinois. La fonte originale per questo materiale è l'AJCC Cancer Staging Manual, sesta edizione (2002) pubblicata da Springer-New York.

Tabella 7.2 Prognosi in base alla stadiazione

Stadio	I	II	III	IV
Sopravvivenza a 10 anni	>80%	60–80%	30–50%	<5%

La gestione dei pazienti con melanoma è riportata nella Tabella 7.3. Il trattamento dei pazienti che si trovano nello stadio dall'I al III si basa sulla completa escissione chirurgica con margini variabili adeguati allo stadio di malattia e successiva sorveglianza. Questa è la sola base per una prospettiva di sopravvivenza a lungo termine. La terapia adiuvante con interferone ad alte dosi, per un anno, aumenta l'intervallo libero da malattia nei pazienti ad alto rischio, ma comporta una considerevole morbilità a breve termine e il beneficio è dubbio rispetto alla sopravvivenza a lungo termine.

Nei pazienti in stadio IV nella condizione piuttosto rara di metastasi isolate, è ragionevole prendere in considerazione la loro escissione completa, se praticabile, in quanto può rappresentare una cura durevole. In alternativa può essere praticata una terapia palliativa con chemioterapia o immunoterapia con modesti tassi di risposta (15%-30%) e poche risposte durature. La mediana di sopravvivenza per pazienti in stadio IV è inferiore a un anno. Nei pazienti con metastasi cerebrali, ossee, o dei tessuti molli l'impiego della radioterapia può permettere un efficace controllo dei sintomi.

Tabella 7.3. Gestione della malattia

	Strategia terapeutica	Prognosi	Sopravvivenza a 5 anni
Cellule basali	Chirurgia escissionale o radioterapia	Eccellente	>99%
Cellule squamose	Chirurgia escissionale o radioterapia con stretto follow-up	Buona	>90%
Melanoma maligno localizzato o regionale	Escissione chirurgica +/- immunoterapia adiuvante con stretto follow-up	Moderata	>30%
Melanoma maligno disseminato	Terapia sistemica (raramente completa escissione)	Molto negativa	<5%

Il melanoma metastatico è un'area fertile per la ricerca di nuovi chemioterapici e immunoterapici e per lo sviluppo di terapie mirate mediante trial clinici.

I tumori epiteliali a cellule basali e squamose sono meno frequentemente letali e condividono caratteristiche comuni. Diversamente da quanto avviene nel melanoma maligno, per questi tumori vi sono effettive opzioni terapeutiche (vedi Tabella 7.3) e percentuali di curabilità superiori al 90%. La PET-TC non è solitamente usata nella stadiazione dei basaliomi o dei tumori squamocellulari della cute.

I pazienti con melanomi maligni metastatici hanno una prognosi molto sfavorevole, con una sopravvivenza media di soli 12 mesi. Poiché le lesioni sono generalmente radioresistenti, l'uso della radioterapia non è universalmente raccomandato. Sono stati tuttavia riportati effetti benefici in alcune lesioni periferiche trattate con dosi frazionate e occasionali miglioramenti nelle lesioni cerebrali, ossee e dei tessuti molli. I regimi chemioterapici sono in genere deludenti con percentuali di risposta pari solo al 20-30% e solo alcuni casi di remissione a lungo termine. È stata introdotta l'immunoterapia con interferone che, nonostante iniziali risultati incoraggianti ha portato a scarsi incrementi di sopravvivenza solo nel 10-20% dei soggetti. Lo sviluppo relativamente recente di vaccini basati sui peptidi ha nuovamente aumentato la speranza di un miglioramento a lungo termine della percentuale di guarigione.

Capitolo 8

Tumori dell'apparato riproduttivo maschile e femminile

INTRODUZIONE

Il ruolo della PET e della PET-TC nei tumori maligni ginecologici e testicolari è molto meno definito che in molti altri tipi di tumori. C'è tuttavia evidenza che la PET abbia un ruolo utile nella gestione di pazienti con questi tumori, con un ruolo sempre maggiore dopo l'introduzione della PET-TC. Attualmente l'utilizzo della PET è confinato ai carcinomi ovarici e della cervice uterina.

CANCRO OVARICO

Il cancro dell'ovaio si caratterizza per la presentazione clinica tardiva e la prognosi negativa. Attualmente la PET è utilizzata nella valutazione di recidiva di malattia ma, sebbene i casi riportati in letteratura siano relativamente pochi, vi sono evidenze che suggeriscono un suo uso corrente. Con l'avvento delle macchine ibride PET-TC, i risultati sono divenuti molto più attendibili, in particolare grazie alla riduzione del numero di falsi positivi.

Stadiazione

Non c'è accordo sull'utilizzo della PET-TC nella stadiazione della malattia ovarica. Poiché la chirurgia è considerata lo strumento più efficace nel controllo della malattia e la maggior parte delle pazienti riceve chemioterapia adiuvante, la PET-TC non è comunemente usata nella stadiazione preoperatoria. Attualmente sono in corso numerosi trial clinici multicentrici per valutare le modalità di screening del cancro ovarico nella sua fase precoce. Se le metodiche di screening dovessero diventare di uso corrente, la PET-TC potrebbe diventare uno strumento essenziale per la stadiazione e la valutazione preoperatoria in malattie di piccole dimensioni, in fase precoce. Attualmente le immagini ottenute con tecniche diagnostiche convenzionali non permettono l'identificazione di lesioni di piccolo volume.

Ristadiazione

Nelle prime fasi di studio si utilizzava una seconda esplorazione chirurgia nella valutazione di ripresa di malattia, senza che questo portasse alcun miglioramento nella sopravvivenza delle pazienti; si è così iniziato a utilizzare un comportamento di attesa e osservazione combinato con l'uso di TC, RM, ecografia e con il dosaggio dei marker tumorali, tra cui il Ca125.

Ognuna di queste metodiche ha limiti significativi nel determinare lo stato di malattia. Diversi studi clinici riportano la sensibilità e la specificità di TC, RM e ultrasuoni nella determinazione di malattia a livello peritoneale, linfonodale ed epatico, e nessuna delle tre metodiche permette di superare valori del 50% nella determinazione di malattia linfonodale, mentre solo l'ecografia ha una sensibilità superiore al 50% nell'individuare lesioni epatiche. Sia la TC che la RM permettono l'identificazione di malattia peritoneale con elevata sensibilità. Lesioni di dimensioni inferiori a 2 cm sono identificate con difficoltà da tutte le metodiche. Allo stesso modo, valori elevati di Ca125 sono associati a recidiva di malattia in circa l'80% delle pazienti, mentre in più del 33% delle pazienti la recidiva non si accompagna ad incrementi del marcatore.

L'indicazione primaria all'utilizzo della PET-TC nel cancro ovarico è nel sospetto di recidiva di malattia, sia clinica o, più frequentemente, quando Ca125 è elevato e/o in progressione e le tecniche di diagnostica tradizionale forniscono risultati negativi.

Valutazione della risposta alla terapia

Come per gli altri gruppi di tumori, la valutazione della risposta alla terapia è un'indicazione emergente, anche alla luce dell'aumentata disponibilità di chemioterapici di seconda linea. Non ci sono precise indicazioni per molti criteri: ad esempio, la periodicità delle rivalutazioni e i benefici prognostici attesi non sono ancora stati stabiliti.

> **La PET-TC consente di identificare un maggior numero di lesioni rispetto alle modalità diagnostiche convenzionali. L'indicazione principale è in caso di Ca125 elevato o in aumento con TC e/o RM negative**

Problemi nell'interpretazione delle immagini

La captazione ovarica di FDG non sempre è indice di malattia. È strettamente correlata all'attività ovarica, pertanto si deve sempre ottenere una corretta anamnesi. Un altro limite è la mancata identificazione di malattia locale e in fase precoce.

CANCRO DELL'UTERO

Al contrario del cancro dell'ovaio, il carcinoma uterino (dell'endometrio e della cervice) tende a presentarsi clinicamente prima e ad avere percentuali di sopravvivenza maggiori. Sebbene numerosi studi abbiano mostrato che l'FDG si accumula nel cancro dell'endometrio la PET-TC non è correntemente usata nella gestione di queste neoplasie. C'è incremento delle evidenze che la PET e la PET-TC possano contribuire alla valutazione dei pazienti con cancro alla cervice.

CARCINOMA DELLA CERVICE

Sia la TC che la RM sono utilizzate nella stadiazione del carcinoma della cervice uterina. La limitazione di queste metodiche è, come per tutti i tumori, la dimensione (soglia di 1 cm) per differenziare le lesioni maligne dalle benigne. È oggi accertato che linfonodi di piccole dimensioni possono contenere malattia mentre linfonodi voluminosi possono anche essere solo reattivi. Poiché la stadiazione di malattia linfonodale è fondamentale nella valutazione del carcinoma della cervice sia in termini di sopravvivenza che ai fini del trattamento è importante una corretta valutazione del coinvolgimento linfatico.

Stadiazione

L'indagine PET è molto utile nel rilevare metastasi a distanza e malattia linfonodale para-aortica, tanto quanto la RM e la TC nel documentare la malattia linfonodale pelvica, ma meno nell'individuazione della malattia locale. Quest'ultimo limite è da attribuire agli elevati livelli di radiotracciante in vescica. Nella malattia precoce la PET è superiore alla RM.

Le metastasi linfonodali sono comuni e si riscontrano in quasi il 20% delle pazienti in stadio Ib (oltre alla cervice sono coinvolti più di due terzi della parete vaginale ma non la parete pelvica) e in più del 60% delle pazienti in stadio III (malattia che coinvolge la parete pelvica e/o il terzo inferiore della vagina). Poiché è noto che il coinvolgimento dei linfonodi para-aortici conduce a una riduzione della sopravvivenza, la PET-TC viene sempre più spesso utilizzata per la valutazione della malattia a livello linfonodale.

Caso I

Si tratta del caso di una paziente con una diagnosi di cancro della cervice uterina in stadio IIa ritenuta completamente guarita dopo intervento chirurgico radicale e linfadenectomia pelvica. Nel follow-up con PET-TC si è ricercato il possibile coinvolgimento di piccoli linfonodi para-aortici, precedentemente riscontrato all'indagine TC: i linfonodi non presentavano dimensioni aumentate, secondo i criteri convenzionali. La Figura 8.1 mostra un'immagine MIP che rivela una moderata captazione di FDG nella linea mediana sagittale (freccia). La Figura 8.2 mostra una proiezione assiale di questa moderata captazione, rivelando quindi una metastasi a livello mesenterico, indicata da una freccia. Non si sono evidenziati accumuli patologici a carico dei linfonodi para-aortici. Il clinico ed il chirurgo responsabili della paziente non hanno creduto a questo reperto ed hanno consigliato una rivalutazione a 6 mesi con una nuova indagine PET-TC (Fig. 8.3). Questa ha rivelato una significativa progressione di malattia. Da notare l'importante incremento di captazione a livello della lesione originaria (freccia).

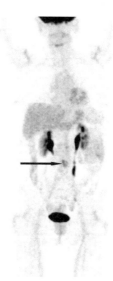

Fig. 8.1 Sfumata captazione di FDG lungo la linea mediana

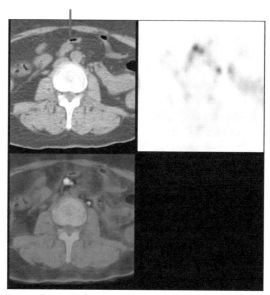

Fig. 8.2 Immagine assiale che mette in evidenza una metastasi focale al mesentere

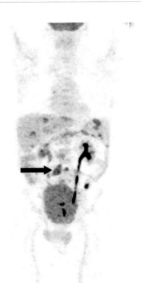

Fig. 8.3 Multiple sedi di captazione peritoneali ed epatiche

Ristadiazione

È stata dimostrata la superiorità della PET rispetto alle altre metodiche per la valutazione delle recidive di malattia. Questo è importante per procedere nell'impiego di ulteriori opzioni terapeutiche nei pazienti in cui è comparsa la recidiva. Sono inoltre stati dimostrati incrementi della sopravvivenza a seguito dell'uso della PET come metodica di ristadiazione. In particolare, la metodica ibrida PET-TC, quando la diagnostica convenzionale fornisce immagini di normalità, sembra dare informazioni migliori rispetto alla sola PET.

Caso 2

Si tratta del caso di una paziente con cancro della cervice in stadio Ib trattato con radioterapia. Un'indagine con PET-TC è stata effettuata per valutare la risposta alla terapia. Nella Figura 8.4 è riportata un'immagine in cui si osserva un linfonodo iliaco esterno anormale in cui è osservabile una patologica captazione di FDG. Il linfonodo è stato rimosso chirurgicamente e in esso si è osservata la presenza di cellule metastatiche. La paziente è stata ulteriormente trattata

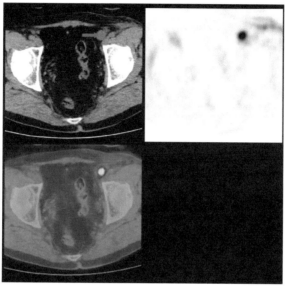

Fig. 8.4 Linfonodo della catena iliaca esterna sinistra positivo all'FDG

con cicli di radioterapia di consolidamento ed è stata sottoposta a linfo-adenectomia pelvica.

Pianificazione del trattamento
Oltre alle pazienti in stadio avanzato di malattia (stadio III e IV) nelle quali la radioterapia è il trattamento d'elezione, un cospicuo gruppo di pazienti viene trattato con radioterapia pelvica successivamente all'operazione. Data la rilevanza della determinazione della presenza di malattia linfonodale para-aortica e la superiorità della metodica PET rispetto alla TC e alla RM nella valutazione di malattia linfonodale in questa sede, la PET-TC è uno strumento sempre più usato nella pianificazione del trattamento. In caso di studi con esito positivo, il campo di trattamento radioterapico può essere modificato.

Risposta alla terapia
Attualmente non esistono linee guida sul ruolo della PET nella valutazione della risposta al trattamento.

> **La presenza/assenza di malattia in sede para-aortica
> ha un elevato significato prognostico.
> La PET-TC rappresenta la migliore metodica di
> visualizzazione della regione para-aortica.
> La PET-TC è superiore alle metodiche convenzionali
> per il riconoscimento di metastasi**

Problemi nell'interpretazione dell'immagine

In taluni casi il problema dell'interpretazione delle immagini è rappresentato dall'impossibilità di distinguere la fisiologica attività ureterale e la captazione patologica di FDG nei linfonodi para-aortici. Inoltre, ci sono limiti nella valutazione di recidiva di malattia locale a causa della presenza fisiologica di attività in vescica.

NEOPLASIE DEL TESTICOLO

La massima parte dei tumori testicolari (95%) è costituito da tumori a cellule germinali. Queste neoplasie possono essere suddivise in seminomi o non-seminomi (NSGCT). Tra i non-seminomi vengono compresi i teratomi a vari gradi di differenziazione, i tumori contenenti linee cellulari miste di teratoma e i tumori misti con componenti sia del teratoma che del seminoma. Tale suddivisione comporta differenti trattamenti e diversa prognosi. Il restante 5% delle neoplasie testicolari include i linfomi e le metastasi. In questa sezione verranno trattati solo i tumori a cellule germinali.

La strategia terapeutica iniziale per tutti i tipi di tumori a cellule germinali del testicolo è chirurgico, che prevede come procedura di scelta l'orchiectomia radicale inguinale. I fattori prognostici più rilevanti sono il sottotipo istologico, l'estensione del tumore al funicolo spermatico, l'invasione vascolare e i livelli sierici dei marker tumorali α-fetoproteina (AFP) e β-gonadotropina corionica umana (HCG).

> **Fattori prognostici importanti:**
> **Istologia**
> **Estensione del tumore**
> **Livelli di AFP**
> **Livelli di HCG**

I seminomi possono causare un moderato rialzo della HCG ma livelli di AFP nella norma. Livelli elevati di AFP sono riscontrati in circa il 70% dei teratomi, con valori elevati di HCG in circa il 50% dei casi. Questi marcatori riflettono differenti linee cellulari pertanto non rispondono necessariamente allo stesso modo al trattamento chemioterapico.

Stadiazione

Con l'evoluzione delle strategie terapeutiche, un crescente numero di pazienti può essere curato, e pertanto grande enfasi è stata posta sulla corretta stadiazione della malattia. Dosaggi sensibili dei marcatori tumorali contribuiscono in maniera rilevante alla stadiazione quanto le metodiche TC e RM. Sia la PET che la PET-TC favoriscono un incremento dell'accuratezza delle tecniche convenzionali. La PET con FDG impiegata per la stadiazione ha valori predittivi positivi e negativi superiori a quelli riportati per la diagnostica convenzionale, anche in fasi precoci di malattia.

La PET con FDG non è comunque considerata una metodica attendibile nella valutazione di malattia in caso di teratomi maturi differenziati (MTD).

Ristadiazione

La PET-TC in caso di ristadiazione di malattia ha valori predittivi positivi e negativi superiori a quelli riportati per la diagnostica convenzionale. Questo è particolarmente importante in quei pazienti in cui non ci sono marcatori tumorali utili per una precoce e sensibile indicazione di recidiva. La PET e la PET-TC hanno anche un ruolo chiave quando vi è incremento dei marcatori tumorali e la diagnostica convenzionale non è risolutiva.

Caso 3

Si tratta del caso di un paziente che è stato sottoposto ad un esame PET-TC per ristadiare la malattia a seguito di un rialzo dei marcatori tumorali. Precedentemente era stato sottoposto ad orchiectomia per un seminoma testicolare.

Nella Figura 8.5 è riportata un'immagine MIP in cui è visibile un accumulo focale di FDG nell'emibacino di sinistra che potrebbe essere attribuibile ad attività entro la porzione distale dell'uretere sinistro. Nelle immagini in proiezione assiale a livello di questa regione è visibile un'area di recidiva di malattia di piccole dimensioni in un linfonodo iliaco comune sinistro (Figura 8.6).

Pianificazione del trattamento

Nei casi di seminoma diagnosticati in stadio precoce, si osserva una percentuale di guarigione elevata a seguito di trattamenti chirurgici e radioterapici, mentre nei tumori in fase più avanzata si osserva una buona risposta alla chemioterapia. Vi sono pareri contrastanti circa il ruolo della radioterapia nella malattia in stadio precoce. Poiché un significativo numero di seminomi puri non è associato ad alterazione di marcatori tumorali, la PET-TC può avere un ruolo nella pianificazione del trattamento conservativo del tumore in fase iniziale. Nei NSGCT la chemioterapia è il trattamento elettivo, tuttavia la PET con FDG non riveste un ruolo significativo nella pianificazione della terapia.

Valutazione della risposta al trattamento

La diagnostica tradizionale non permette la caratterizzazione della natura delle masse residue o dei linfonodi. La PET e la PET-TC permettono la valutazione dell'attività metabolica di lesioni considerate "anormali" dalla diagnostica convenzionale.

Elevato valore predittivo per le recidive di malattia
Utile in caso di rialzo dei marcatori tumorali
con TC e/o RM normali
Utile per la valutazione della linfoadenopatia residua

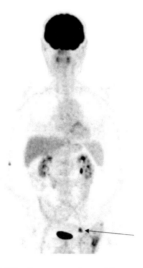

Fig. 8.5 Immagine MIP che mette in evidenza una sede di captazione nella pelvi sinistra

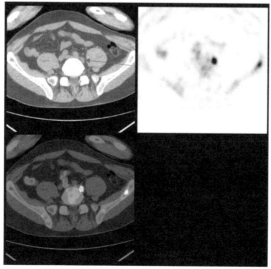

Fig. 8.6 Immagine assiale che evidenzia un'area di captazione in un linfonodo della catena iliaca comune 0sinistra, dovuto a recidiva tumorale

Problemi nell'interpretazione dell'immagine

Il problema nell'interpretazione dell'immagine è rappresentato dal fatto che la PET con FDG non è attendibile nel caso di teratoma maligno e che vi sono difficoltà nel differenziare l'attività fisiologica nell'uretere dalla malattia linfonodale para-aortica.

STADIAZIONE DEL CANCRO DEL TESTICOLO

Tabella 8.1 Classificazione TNM e stadiazione

DEFINIZIONE TNM

Tumore primitivo (T)

L'estensione del tumore primitivo è di solito classificata dopo orchiectomia radicale e, per questa ragione, è assegnato uno stadio "patologico"

pTx Il tumore primitivo non è definibile

pT0 Tumore primitivo non evidenziabile (ad es., cicatrice nel testicolo)

pTis Tumore intratubulare (carcinoma in situ)

pT Tumore limitato al testicolo e all'epididimo senza invasione linfatica /vascolare; il tumore può invadere la tunica albuginea ma non la tunica vaginale

pT2 Tumore limitato al testicolo e all'epididimo con invasione linfatica/vascolare, oppure il tumore può invadere la tunica albuginea con coinvolgimento di quella vaginale

pT3 Il tumore invade il funicolo spermatico con o senza invasione linfatica/vascolare

pT4 Il tumore invade lo scroto con o senza invasione linfatica/vascolare

Nota: eccetto che per pTis e pT4, l'estensione del tumore primitivo è classificato dopo orchiectomia radicale. TX può essere usata per altre categorie in assenza di orchiectomia radicale.

Linfonodi regionali (N)

Classificazione clinica

Nx Linfonodi regionali non valutabili

N0 Nessuna metastasi ai linfonodi regionali

N1 Metastasi in un unico linfonodo con dimensioni massime di 2 cm o metastasi in multipli linfonodi con dimensioni massime di 2 cm

N2 Metastasi in un unico linfonodo con dimensioni massime tra 2 cm e 5 cm o metastasi in multipli linfonodi con dimensioni massime tra 2 cm e 5 cm

N3 Metastasi in un unico linfonodo, con dimensioni massime superiori a 5 cm

Continua **Tabella 8.1**

Classificazione patologica
pNX Linfonodi regionali non valutabili
pN0 Nessuna evidenza di metastasi nei linfonodi regionali
pN1 Metastasi in 1-5 linfonodi, nessuno con dimensione massima superiore a 2 cm
pN2 Metastasi in 1-5 linfonodi, con dimensione massima tra 2 e 5 cm; o evidenza di estensione tumorale extranodale
pN3 Massa linfonodale di dimensione superiore a 5 cm

Metastasi a distanza (M)
Mx   Metastasi non accertabili
M0   Assenza di metastasi a distanza
M1   Presenza di metastasi a distanza
M1a Metastasi linfonodali non regionali o polmonari
M1b Metastasi a distanza in altre sedi

Marcatori sierici (S)
SX   Dosaggi non disponibili o non eseguiti
S0   Livelli dei marker nella norma
S1   LDH < 1,5 x N **e** hCG (mIU/ml) < 5000 **e** AFP (ng/ml) < 1000
S2   LDH 1,5-10 X N **o** hCG (mIU/ml) 5000- 50.000 **o** AFP (ng/ml) 1000 - 10.000
S3   LDH> 10 X N **o** hCG (mIU/ml) > 50.000 **o** AFP (ng/ml) > 10.000

*N : Indica il limite superiore del valore normale per LDH

STADIAZIONE

Stadio 0	pTis	N0	M0	S0
Stadio I	pT1-4	N0	M0	SX
Stadio IA	pT1	N0	M0	S0
Stadio 1B	pT2	N0	M0	S0
	pT3	N0	M0	S0
	pT4	N0	M0	S0
Stadio IS	qualsiasi pT/TX	N0	M0	S1-3
Stadio II	qualsiasi pT/TX	N1-3	M0	SX
Stadio IIA	qualsiasi pT/TX	N1	M0	S0
	qualsiasi pT/TX	N1	M0	S1
Stadio IIB	qualsiasi pT/TX	N2	M0	S0
	qualsiasi pT/TX	N2	M0	S1
Stadio IIC	qualsiasi pT/TX	N3	M0	S0
	qualsiasi pT/TX	N3	M0	S1
Stadio III	qualsiasi pT/TX	qualsiasi N	M1	SX

Stadio IIIA	qualsiasi pT/TX	qualsiasi N	M1a	S0
	qualsiasi pT/TX	qualsiasi N	M1a	S1
Stadio IIIB	qualsiasi pT/TX	N1-3	M0	S2
	qualsiasi pT/TX	qualsiasi N	M1a	S2
Stadio IIIC	qualsiasi pT/TX	N1-3	M0	S3
	qualsiasi pT/TX	qualsiasi N	M1a	S3
	qualsiasi pT/TX	qualsiasi N	M1b	qualsiasi S

Fonte: Con l'autorizzazione dell'American Joint Committee on Cancer (AJCC), Chicago, Illinois. La fonte originale di questo materiale è l'AJCC Cancer, Staging Manual, sesta edizione (2002) edito da Springer-New York.

STADIAZIONE DEL CANCRO DELL'ENDOMETRIO

Tabella 8.2 Classificazione TNM e stadiazione

La definizione delle categorie T corrisponde agli stadi accettati dalla FIGO. Gli stadi FIGO sono ulteriormente suddivisi in base al grado istologico del tumore: per esempio, lo Stadio IC G2.

Tumore primitivo (T) (riscontro chirurgico/anatomo-patologico)

Categorie TNM	*Stadi FIGO*	
TX		Tumore non visualizzabile
T0		Nessuna evidenza di tumore
Tis	0	Carcinoma in situ
T1	I	Tumore limitato al corpo uterino
T1a	IA	Tumore limitato all'endometrio
T1b	IB	Invasione inferiore alla metà del miometrio
T1c	IC	Invasione superiore alla metà del miometrio
T2	II	Tumore che invade la cervice ma non si estende oltre l'utero
T2a	IIA	Solo invasione ghiandolare endo-cervicale
T2b	IIB	Invasione stromale cervicale
T3	III	Diffusione locale e/o regionale come specificato sotto in T3a, b, N1 e FIGO IIIA, B, C.
T3a	IIIA	Tumore che invade la sierosa e/o gli annessi (estensione diretta o metastasi) e/o citologia peritoneale positiva (ascite o lavaggio)

continua **Tabella 8.2**

T3b	IIIB	Invasione vaginale (estensione diretta o metastasi)
T4	IVA	Tumore che invade la mucosa vescicale e/o la mucosa intestinale

Linfonodi regionali (N)

NX		I linfonodi regionali non possono essere definiti
N0		Nessuna metastasi nei linfonodi regionali
N1	IIIC	Metastasi nei linfonodi regionali pelvici e/o para-aortici

Metastasi a distanza (M)

MX		Le metastasi a distanza non possono essere definite
M0		Nessuna metastasi a distanza
M1	IVB	Metastasi a distanza (incluse metastasi ai linfonodi addominali oltre a quelli para-aortici, e/o linfonodi inguinali; escluse metastasi alla sierosa pelvica vaginale o agli annessi)

STADIAZIONE

Stadio 0	Tis	N0	M0
Stadio I	T1	N0	M0
Stadio IA	T1a	N0	M0
Stadio IB	T1b	N0	M0
Stadio IC	T1c	N0	M0
Stadio II	T2	N0	M0
Stadio IIA	T2a	N0	M0
Stadio IIB	T2b	N0	M0
Stadio III	T3	N0	M0
Stadio IIIA	T3a	N0	M0
Stadio IIIB	T3b	N0	M0
Stadio IIIC	T1	N1	M0
	T2	N1	M0
	T3	N1	M0
Stadio IVA	T4	qualsiasi N	M0
Stadio IV	qualsiasi T	qualsiasi N	M1

Fonte: con l'autorizzazione dell'American Joint Committee on Cancer (AJCC), Chicago, Illinois. La fonte originale per questo materiale è l'AJCC Cancer Staging Manual, sesta edizione (2002) pubblicato da Springer-New York.

Capitolo 9
Captazione normale e varianti fisiologiche

Nelle pagine seguenti viene riportato un elenco completo, anche se non esauriente, delle aree di normale captazione di FDG e delle varianti fisiologiche nelle indagini PET-TC. Le aree illustrate nelle immagini di questo capitolo sono evidenziate in grassetto. Inoltre, viene incluso un piccolo numero di immagini patologiche utili per confronto.

TESTA E COLLO
Materia grigia cerebrale (la materia grigia presenta una captazione più intensa rispetto alla bianca)
Muscoli oculari (muscoli ad alta contrazione con elevata attività glicolitica)
Midollo spinale
Tonsille palatine
Tonsille linguali (attività tonsillare simmetrica)
Adenoidi
Corde vocali (pazienti che parlano durante la fase di captazione del radiofarmaco)
Corde vocali (paralisi del nervo laringeo sinistro ricorrente)

Muscoli prevertebrali
Muscolo pterigoideo
Muscolo massetere
Punta della lingua
Impianti o malattie odontoiatriche
Mucosa orale
Mucosa nasale
Orecchie
Muscolo sternocleidomastoideo
Muscolo trapezio
Biforcazioni vascolari

Circolo ematico
Grasso bruno

TORACE
Biforcazioni vascolari
Placche aterosclerotiche attive
Muscolo cardiaco (captazione cardiaca variabile correlata ai livelli ematici di glucosio e ogni area ischemica)
Ilo polmonare
Esofago
Mammelle in allattamento
Capezzoli
Timo

ADDOME E PELVI
Fegato
Milza
Reni, ureteri e vescica
Rene pelvico
Stomaco
Antro pilorico e duodeno prossimale
Attività intestinale diffusa, focale o segmentaria
Cieco
Flessura epatica
Flessura splenica
Adenomi adrenergici a basso grado
Aorta e cava inferiore
Borsiti ischiatiche
Borsiti trocanteriche
Biforcazioni vascolari
Reflusso vaginale
Ovaie
Fibromi
Vescicole seminali
Sfintere anale
Testicoli
Perineo

APPARATO MUSCOLO-SCHELETRICO
Ogni muscolo mantenuto in esercizio durante la fase di captazione

Midollo osseo in fase reattiva dopo chemioterapia o per azione dei fattori di stimolazione dei granulociti (GSF)
Fratture in riparazione (ad es. coste)
Siti di iniezioni (ad es. eparina, insulina,..)
Malattie articolari infiammatorie o degenerative

ALTRO
Infiammazioni/infezioni (colon, polmone, vasi)
Malattie granulomatose (tubercolosi e sarcoidosi)
Tiroide-tirotossicosi

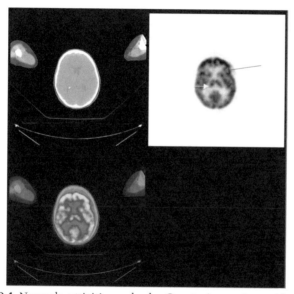

Fig. 9.1 Normale attività cerebrale. Questa immagine evidenzia il fatto che la corteccia grigia è caratterizzata da una captazione di FDG più intensa rispetto alla sostanza bianca; ciò riflette il maggiore consumo di glucosio. La sostanza grigia dei gangli della base è chiaramente riconoscibile (la *freccia rossa* indica la testa del caudato sinistro e quella *gialla* il talamo destro). Il cervello consuma zucchero come unico substrato metabolico e quindi la normale attività cerebrale è sempre associata a un'intensa concentrazione di FDG. Aree di ischemia o infarto cerebrale sono riconoscibili come zone a minore o assente captazione di FDG. Il riconoscimento di lesioni metastatiche al cervello è molto difficile con la PET e l'FDG: infatti per poter essere rilevate, dovrebbero avere un'attività metabolica maggiore di quella del cervello normale

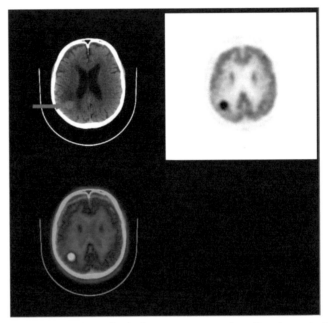

Fig. 9.2 Metastasi cerebrale intensamente attiva. Questa metastasi da melanoma nella materia grigia della regione parietale posteriore destra può essere facilmente rilevata. L'immagine TC corrispondente mostra una piccola lesione circolare di maggiore densità (più chiara) rispetto al tessuto circostante. Questo è un aspetto comune di molte metastasi da melanoma

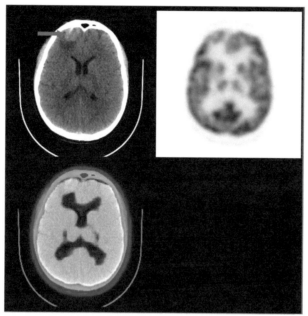

Fig. 9.3 Metastasi cerebrale inattiva. Questa immagine è di un paziente con melanoma maligno disseminato. In questo caso la lesione non mostra captazione di FDG; si tratta di una situazione insolita, ma descritta in alcune metastasi da melanoma. La massa ad alta densità è riconoscibile alla TC, all'interno della corteccia del lobo frontale destro (*freccia rossa*)

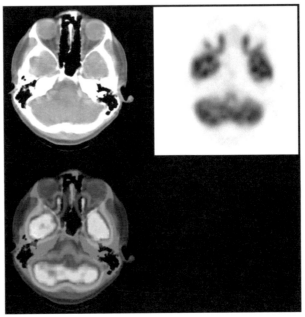

Fig. 9.4 Normale captazione dei muscoli degli occhi. La captazione di FDG nei muscoli retto mediale e retto laterale è di comune riscontro: infatti sono muscoli a rapida contrazione ed elevata attività glicolitica. La captazione nei muscoli retti mediali è solitamente maggiore rispetto a quelli laterali a causa del loro ruolo nell'accomodazione

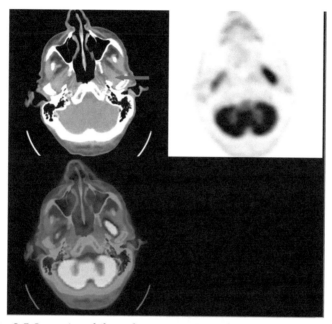

Fig. 9.5 Captazione bilaterale nei muscoli pterigoidei. La captazione (simmetrica o asimmetrica) dei muscoli facciali e/o del collo è un riscontro piuttosto comune e spesso è dovuta alla tensione muscolare del paziente. Sono stati definiti molti tipi; queste captazioni sono facilmente riconoscibili e devono essere differenziate dai processi patologici. La captazione di FDG nei muscoli spesso può essere ridotta somministrando diazepam prima dell'iniezione

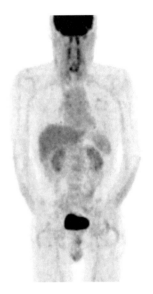

Fig. 9.6 Immagine MIP che mette in evidenza una captazione dei muscoli preverterbrali dovuta alla tensione muscolare

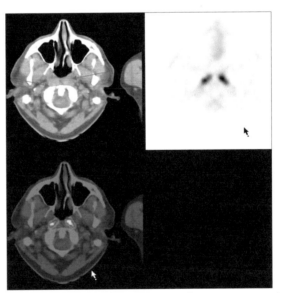

Fig. 9.7 Immagine assiale che mette in evidenza una captazione dei muscoli preverterbrali dovuta alla tensione muscolare

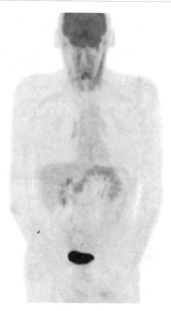

Fig. 9.8 Immagine MIP che mette in evidenza captazioni al muscolo sternocleidomastoideo e all'esofago. Questo paziente mostra una
captazione fisiologica del muscolo sternocleidomastoideo oltre a
una sfumata captazione dell'esofago; quest'ultimo è un riscontro
comune che può creare problemi di interpretazione nei pazienti con
tumori della giunzione gastro-esofagea. Infatti a volte questi tumori
mostrano una concentrazione di FDG molto debole, che può essere
confusa con la captazione fisiologica evidenziata in questa figura

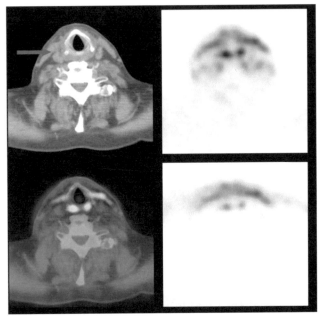

Fig. 9.9 Immagine assiale che mette in evidenza una debole captazione del muscolo sternocleidomastoideo

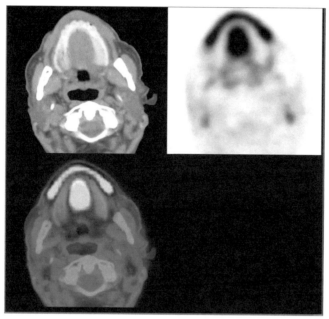

Fig. 9.10 Punta della lingua e mucosa orale. Captazioni di **FDG** nella lingua e nella mucosa orale sono molto comuni e non dovrebbero essere scambiate per processi patologici

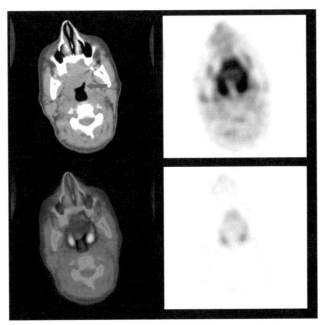

Fig. 9.11 Captazione nelle tonsille. In molti pazienti si osserva una captazione fisiologica. Come altre regioni della testa e del collo, queste aree possono essere sede di tumori maligni; particolare attenzione deve essere prestata alle distribuzioni asimmetriche nei casi di tumore della testa e del collo. La tonsilla sinistra è indicata dalla *freccia rossa*

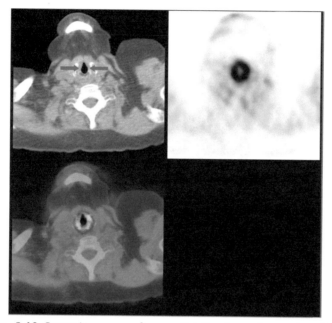

Fig. 9.12 Captazione normale con distribuzione simmetrica delle corde vocali. Questo paziente ha parlato durante il periodo di attesa tra l'iniezione e l'acquisizione delle immagini

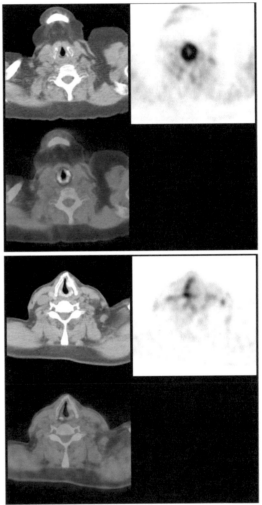

Fig. 9.13 Questa immagine mette in evidenza la captazione asimmetrica delle corde vocali con maggiore concentrazione a destra rispetto alla controlaterale. Le corde vocali normalmente non mostrano captazione, a meno che il paziente non abbia parlato durante il periodo di attesa prima dell'acquisizione delle immagini; in questo caso potrebbe essere giustificato ritenere che vi sia una captazione patologica a destra. Tuttavia il paziente ha un tumore polmonare all'ilo sinistro e risulta quindi evidente che la corda patologica è quella sinistra. La corda destra mostra quindi una captazione fisiologica, mentre la sinistra non presenta captazione per la paralisi del nervo laringeo ricorrente dovuta alla massa ilare

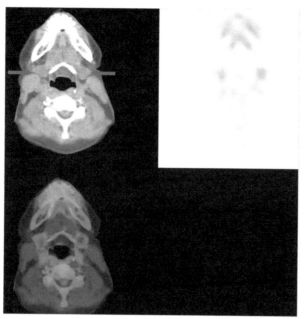

Fig. 9.14 Captazione della ghiandola sottomandibolare. La captazione delle ghiandole salivari è piuttosto variabile, ma le parotidi e le ghiandole sottomandibolari sono comunemente riconoscibili

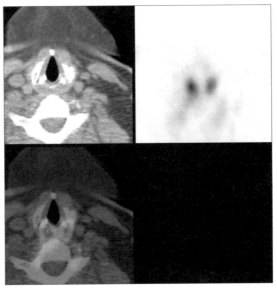

Fig. 9.15 Captazione del muscolo aritenoideo. I muscoli aritenoidei, come i retti degli occhi, sono muscoli a rapida contrazione ed alta attività glicolitica. Questi muscoli spesso captano l'FDG e possono essere utilizzati come reperi anatomici nelle immagini PET e per la verifica del movimento del paziente nelle immagini fuse PET-TC

Fig. 9.16 Immagine MIP che mette in evidenza un'iperplasia timica in risposta alla terapia. Il timo normale mostra uno "stordimento" metabolico dopo la somministrazione di chemioterapia. Tuttavia in alcuni casi, subito dopo il trattamento, il timo può divenire iperplastico ed essere identificato nelle immagini PET-TC come una massa di tessuto nel mediastino anteriore, a volte con intensa captazione di FDG. Nei bambini e nei giovani adulti, il timo può essere identificato come reperto normale, sia nella PET che nella TC. Il timo normale si atrofizza nella età adulta ed è raramente osservabile dopo i 30 anni

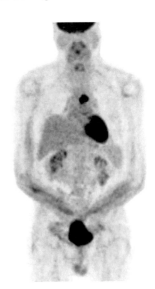

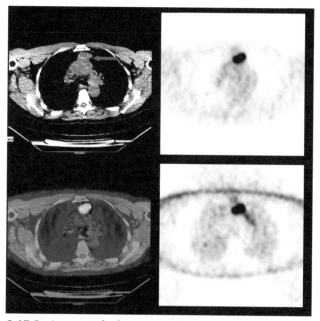

Fig. 9.17 Sezione assiale di una iperplasia timica post-terapia

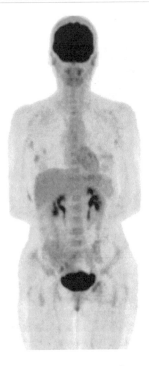

Fig. 9.18 Captazione cardiaca di basso grado. La captazione di FDG nel cuore è estremamente variabile. In condizioni di digiuno, il substrato energetico del cuore è rappresentato dagli acidi grassi liberi e in condizioni particolari possono essere utilizzati però anche glucosio e lipidi. Se il paziente ha assunto da poco un pasto a base di glucidi e la glicemia è aumentata, si osserverà un maggiore consumo di glucosio nel cuore. Ciò è dovuto in parte all'iperglicemia che stimola il rilascio di insulina, che a sua volta favorisce l'ingresso del glucosio nelle cellule del miocardio. Questa è però una semplificazione del processo. I pazienti con un esteso danno ischemico perdono la capacità di metabolizzare efficacemente gli acidi grassi attraverso la normale via aerobica e le cellule ischemiche attivano la via glicolitica anaerobica. In questi pazienti si attiva quindi un intenso metabolismo glucidico anche in condizioni di digiuno e come risultato si osserverà un'intensa captazione di FDG nelle immagini PET

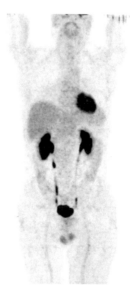

Fig. 9.19 Intensa captazione cardiaca. L'intensa captazione cardiaca in questa immagine è dovuta molto probabilmente ad un pasto recente: il paziente non aveva seguito le istruzioni di digiunare nelle 4 ore precedenti l'iniezione dell'FDG

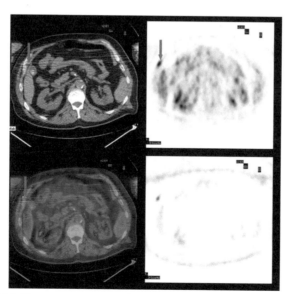

Fig. 9.20 Sfumata captazione di una frattura costale di destra

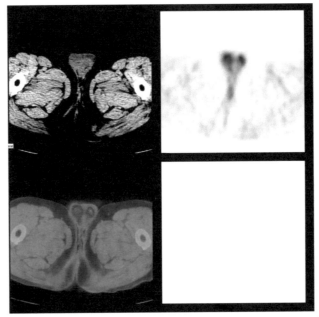

Fig. 9.21 Immagine assiale della normale captazione dei testicoli

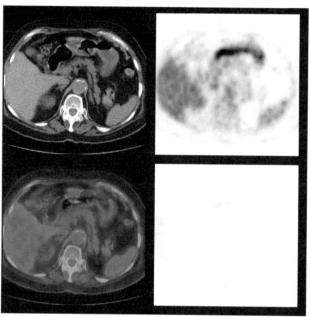

Fig. 9.22 Captazione di FDG in una gastrite del piloro. Negli organi dell'apparato digerente è possibile osservare numerose aree di accumulo fisiologico di FDG. I primi due tratti del duodeno ne sono un esempio. L'accumulo di FDG è anche comune nel tratto distale dell'ileo e nel cieco, dove può mimare una malattia infiammatoria cronica in fase attiva o anche un tumore del colon. Altre sedi di aumentata captazione di FDG di natura fisiologica sono le flessure epatica e splenica, come anche il sigma e la giunzione ano-rettale. È necessario assicurare che queste captazioni non rappresentino un processo patologico, attraverso un'attenta analisi della componente TC della PET-TC

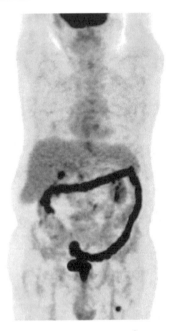

Fig. 9.23 Captazione diffusa del colon. È possibile osservare una intensa e diffusa captazione di FDG nel colon (e meno comunemente, nel piccolo intestino). La captazione è correlata all'incremento dei trasportatori GLUT; sono stati fatti tentativi di classificare queste captazioni in tre tipi definiti. Il primo è descritto come una captazione diffusa del colon, il secondo è caratterizzato da attività segmentaria e il terzo da attività focale. In generale, il tipo diffuso raramente è correlato a quadri patologici. La captazione segmentaria è frequentemente un'osservazione benigna accidentale, ma occasionalmente può essere espressione di un processo infiammatorio, di infezione o anche di ischemia intestinale. Una captazione focale di FDG deve essere ulteriormente indagata, se non sono presenti alterazioni significative alla TC. La sigmoidoscopia o la colonscopia possono rilevare alterazioni nella sede della captazione di FDG nel 60% dei casi. Molto spesso queste alterazioni sono dovute ad aree di infiammazione della mucosa, ma in questo modo sono anche stati rilevati precocemente segni di degenerazione di polipi intestinali. In circa il 5% dei casi può essere ritrovata una lesione maligna

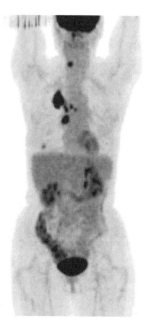

Fig. 9.24 Captazione segmentaria del colon. Questa immagine mette in evidenza una captazione segmentaria del colon ascendente che è risultata normale ad una successiva colonscopia. Si provi a confrontarla con la Fig. 9.38 per vedere come le captazioni aspecifiche e quelle dovute a processo infiammatorio possano sembrare simili

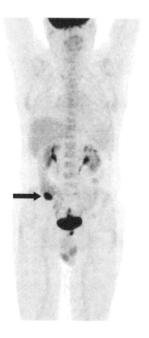

Fig. 9.25 Captazione focale del colon. Questa captazione focale al quadrante inferiore destro era dovuta ad un adenocarcinoma del cieco

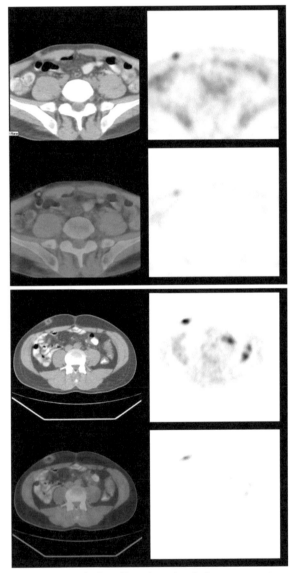

Fig. 9.26 Immagini di due diversi pazienti che mettono in evidenza la captazione nel grasso sottocutaneo della parete addominale anteriore. In entrambi i casi la captazione focale era dovuta a somministrazione di eparina. Le iniezioni nel grasso della parete addominale anteriore, natiche e spalle possono apparire come captazione metabolicamente attiva dei tessuti molli

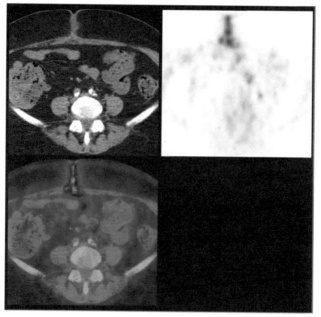

Fig. 9.27 Cicatrice della linea mediana in via di guarigione. Spesso è possibile osservare attività metabolica nelle regioni sottoposte a intervento chirurgico, cicatrici, sedi di stomie o recenti biopsie, inserzioni di stent e anche punti di iniezioni. Questa attività spesso si riduce nel tempo, ma cicatrici estese possono rimanere attive anche per sei mesi; è un fenomeno legato all'accumulo di macrofagi ed è causato dall'inteso metabolismo glicolitico tipico di queste cellule durante la digestione dei detriti cellulari

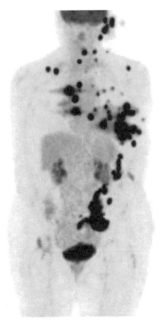

Fig. 9.28 Contaminazione del paziente. Quest'immagine insolita simula una malattia estesa, ma a un'osservazione più attenta è possibile rilevare che alcune captazioni focali di FDG sono esterne al corpo del paziente. Questo artefatto è dovuto a una perdita della cannula nel punto di iniezione e al successivo schizzo di FDG sulla cute del paziente mentre spostava le braccia sopra la testa

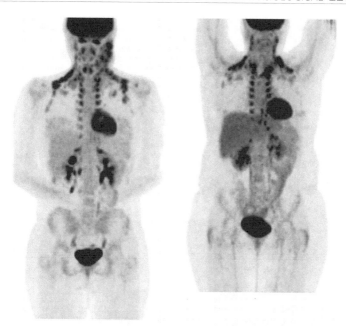

Fig. 9.29 Esempio della distribuzione del grasso bruno. Questi due pazienti mostrano il quadro tipico dell'attivazione del grasso bruno del collo e del torace. Il grasso bruno è metabolicamente attivo con un intenso consumo di glucosio; queste stesse aree presentano spesso captazione di MIBG (meta-iodo-benzil-guanidina) perché dotate di una significativa innervazione simpatica. Il grasso bruno attivato si riscontra più comunemente nelle giovani donne magre, soprattutto nella stagione fredda. Questa captazione può essere ridotta mantenendo i pazienti al caldo; anche l'uso di diazepam può favorire la riduzione della captazione dovuta a tensione muscolare. Se è stata eseguita solo la scansione PET, non è possibile confermare che ogni singola area di captazione corrisponda esattamente ad aree di grasso bruno e non piuttosto a captazione patologica da parte di un tumore dei tessuti molli. Il paziente a sinistra non presenta malattia attiva ma solo grasso attivato. Quello a destra ha aree di attivazione del grasso e una massa patologica nell'ascella sinistra, dovuta a una recidiva di linfoma. Si vedano anche le Figure dalla 3.19 alla 3.21

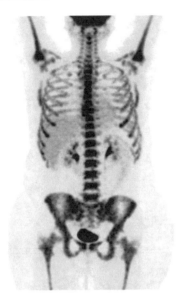
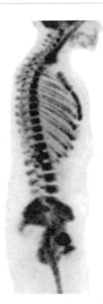

Fig. 9.30 Terapia con fattore di stimolazione dei granulociti (GSF) nei linfomi di Hodgkin. Pazienti con deplezione del midollo sono spesso trattati con GSF. Questo fattore determina la proliferazione cellulare del midollo, aumentandone l'attività glicolitica. Se viene eseguita una PET-TC in questa fase, il quadro osservato rispecchierà l'intesa attivazione midollare, con un'immagine simile a una scintigrafia ossea. Sono stati descritti casi di captazione talmente intensa del midollo da mascherare la captazione di tumori maligni: ciò è giustificato dal fatto che il midollo e un tumore in qualunque altra parte del corpo sono in competizione per la captazione di glucosio (e quindi anche dell'FDG). È opportuno attendere almeno otto settimane dopo la somministrazione di GSF prima di eseguire un esame PET-TC

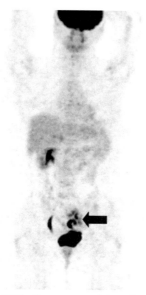

Fig. 9.31 Immagine MIP di un rene pelvico che simula un processo patologico

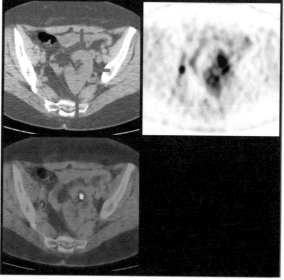

Fig. 9.32 Immagine assiale di un rene pelvico che simula un processo patologico

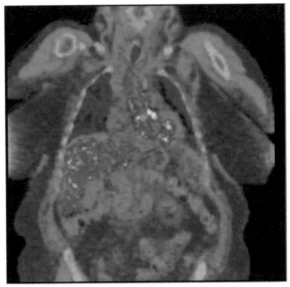

Fig. 9.33 Immagine coronale che mette in evidenza una captazione vascolare patologica lungo l'arco aortico ascendente

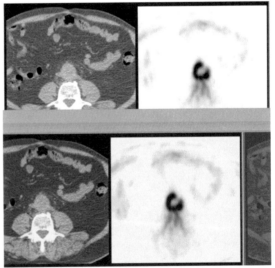

Fig. 9.34 Immagine assiale che mette in evidenza un'area di aortite infiammatoria nell'aorta toracica distale

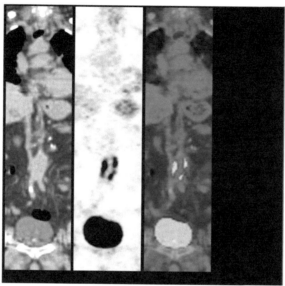

Fig.9.35 Immagine coronale che mette in evidenza un'area di aortite infiammatoria nell'aorta toracica

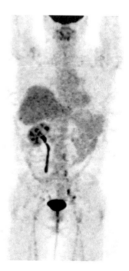

Fig. 9.36 Rene destro solitario

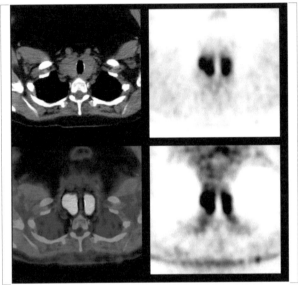

Fig. 9.37 Tiroidite. Captazione diffusa di **FDG** ad entrambi i lobi della ghiandola tiroide in un paziente con funzionalità tiroidea alterata per una tiroidite

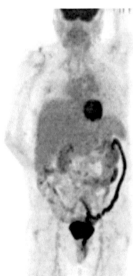

Fig. 9.38 Malattia infiammatoria intestinale; questo è un caso confermato di colite ulcerosa

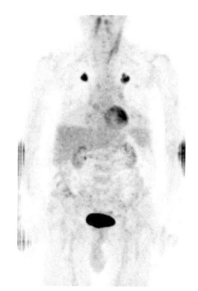

Fig. 9.39 Sarcoidosi polmonare bilaterale

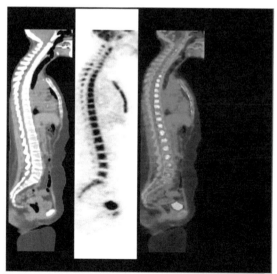

Fig. 9.40 Scansione PET dopo chemioterapia in un paziente con neoplasia polmonare dell'ilo sinistro; immagine sagittale lungo la linea mediana. Come visto precedentemente, l'ipercaptazione midollare non rappresenta necessariamente un processo maligno. In questo caso, la captazione è dovuta al midollo che si sta rigenerando dopo il danno di una precedente chemioterapia

Capitolo 10

La PET per la caratterizzazione di marcatori biologici in oncologia

La diffusione e il successo dell'impiego della PET in oncologia derivano dalla scoperta dell'elevata sensibilità dell'indagine con FDG nella maggior parte dei tumori. La scoperta dell'FDG come marcatore tumorale è successiva all'utilizzo di questo radiofarmaco per fini di ricerca neurologica e per lo studio del metabolismo cardiaco. L'impiego oncologico dell'FDG è in gran parte un risultato della serendipità. Nonostante il successo dell'uso della PET con FDG nella maggior parte dei tumori, in alcune neoplasie l'impiego dell'FDG non permette di ottenere risultati utili: questo è il caso dei tumori prostatici, neuroendocrini e renali. In altri casi la captazione di FDG nelle neoplasie è mascherata da una contemporanea fisiologica captazione nei tessuti normali circostanti o sottostanti, come nel caso dei tumori delle vie urinarie e dell'encefalo. Inoltre, nel microambiente circostante il tumore non sono apprezzabili, mediante l'impiego di FDG, molti dei processi che si accompagnano alla crescita neoplastica. Questo limite ha stimolato la ricerca e lo sviluppo di traccianti per l'esame dell'ossigenazione e dell'angiogenesi. Non è da trascurare il fatto che la captazione di FDG può essere elevata o molto elevata nei processi infiammatori e nelle reazioni granulomatose. Questi limiti dell'FDG e la necessità di caratterizzare in modo più approfondito la variabilità biologica dei tumori a fini diagnostici e terapeutici hanno stimolato l'identificazione di nuovi marcatori biologici e radiofarmaci PET specifici per tali tumori, al fine di sfruttare appieno la tecnologia PET e PET-TC.

TRACCIANTI ALTERNATIVI ALL'FDG NEI TUMORI DEL SISTEMA NERVOSO CENTRALE

Nonostante l'utilizzo dell'FDG in oncologia sia nato con le prime osservazioni di Giovanni Di Chiro nei tumori cerebrali (relazione tra captazione di FDG, grado di malignità e prognosi), è evidente che il principale limite dell'FDG nella diagnostica di tali tumori è dovuto al fatto che il tessuto cerebrale ha già fisiologicamente un elevato metabolismo glicolitico. L'uso della PET con FDG nei tumori cerebrali è ritenuto adeguato solo per alcuni scopi, come la rilevazione di neoplasie a elevato grado di malignità e a pessima prognosi, o di neoplasie a basso grado di malignità a lenta evoluzione. Nel caso di ripresa di sintomi neurologici post-terapia, l'FDG è considerato utile per la differenziazione tra recidive (ipercaptanti) e radionecrosi (ipocaptanti). Queste limitazioni hanno favorito l'impiego di radiofarmaci la cui captazione è indipendente dal metabolismo del glucosio.

^{11}C-metionina (MET), ^{18}F-α-metiltirosina e O-(2-^{18}F-Fluoroetil)-L-tirosina

La MET è attivamente captata nel cervello in relazione all'attività dei trasportatori degli aminoacidi. La MET permette di distinguere tra astrocitomi a basso grado e lesioni cerebrali benigne in base all'analisi dell'intensità di captazione (SUV). Inoltre, le lesioni cerebrali iso ed ipometaboliche con FDG hanno un'attiva captazione della MET con una buona risoluzione di contrasto e sensibilità e specificità rispettivamente del 89% e 100%. Inoltre, la MET può essere utilizzata anche per distinguere la necrosi da radiazioni post-terapia dalla ripresa di malattia. Sono stati comunque riportati casi di captazioni aspecifiche in corso di malattie granulomatose croniche dell'encefalo e di malattie demielinizzanti.

Anche gli analoghi della tirosina, tra cui la L-3-^{18}F-Fluoro-α-metiltirosina (FMT) e la O-(2-^{18}F-Fluoroetil)-L-tirosina (FET), sono stati utilizzati come radiofarmaci per lo studio delle neoplasie cerebrali. L'accumulo dell'FMT è condizionato dall'attività di un sistema di trasporto specifico per gli aminoacidi. L'utilità della FMT e dell'FET nella diagnostica dei tumori cerebrali è stata ampiamente dimostrata.

TRACCIANTI ALTERNATIVI ALL'FDG NEI TUMORI DELL'APPARATO RIPRODUTTIVO
^{18}F-Fluorocolina e ^{11}C-Colina

La colina è uno dei componenti della fosfatidil-colina, che a sua volta è un elemento essenziale della composizione delle membrane. Poiché le cellule tumorali si moltiplicano attivamente, la biosintesi delle membrane è molto rapida, così come l'incorporazione della colina. Inoltre, nelle cellule tumorali è aumentata la sintesi della relativa chinasi. Pertanto l'incorporazione della colina permette di ottenere una valutazione indiretta dell'indice di proliferazione cellulare.

La colina marcata con fluoro-18 o con carbonio-11 può essere utilizzata in tutti quei tumori in cui la PET con FDG ha un ruolo limitato, in particolare nel carcinoma della prostata in cui viene impiegata soprattutto nel follow-up, oltre che nella stadiazione N e M. È stato dimostrato che mediante la PET con colina radiomarcata è possibile documentare, in modo più accurato che con la PET con FDG, la diffusione metastatica, e, nel caso di un aumento del PSA circolante nel follow-up, può permettere di identificare la sede di ripresa di malattia. L'impiego della colina è invece di limitata utilità per la stadiazione locale poiché è stato notato un accumulo di questo tracciante anche nell'iperplasia prostatica benigna.

Dati preliminari suggeriscono che la misurazione della captazione di colina mediante SUV può essere utile per distinguere gliomi ad alto grado, metastasi e lesioni benigne. Inoltre, in studi preliminari che richiedono ulteriori conferme, è stato prospettato un impiego della PET-TC con colina nella diagnosi e nel follow-up degli epatocarcinomi.

TESTOSTERONE E 17-β-ESTRADIOLO, TRACCIANTI PER I RECETTORI ORMONALI

L'espressione di recettori ormonali per il testosterone ed il 17-β-estradiolo è correlata alle neoplasie prostatiche e della mammella e la loro espressione viene considerata un fattore prognostico positivo. L'interazione dei rispettivi agonisti con tali recettori media la regolazione di importanti funzioni cellulari, quali la proliferazione, il metabolismo energetico e l'apoptosi.

^{18}F-diidrotestosterone (FDHT)

Il diidrotestosterone è il ligando agonista principale dei recettori per gli androgeni e la terapia antiandrogenica è uno dei trattamenti più efficaci per il cancro della prostata. L'FDHT è utile nel monitoraggio della risposta: l'assenza di captazione FDHT indica un'androgeno-resistenza del tumore ed è un indicatore di prognosi sfavorevole.

^{18}F-17-β-estradiolo (FES)

La maggioranza dei tumori mammari esprime recettori per gli estrogeni (ER). L'espressione di tali recettori è un indicatore prognostico importante, poiché indica la probabilità di risposta alla terapia antiestrogenica. Sebbene la scelta della eligibilità di una determinata paziente per la terapia antiestrogenica venga effettuata sulla base dell'analisi in vitro sul pezzo operatorio, tale analisi immunoistochimica non è in grado di discriminare tra recettori funzionanti o non funzionanti. Il ^{18}F-17-β-estradiolo (FES) è stato utilizzato per la valutazione dello stato funzionale dei recettori estrogenici, sia nel tumore primitivo sia nelle metastasi. Diversi studi hanno dimostrato che la captazione del FES nei tumori primitivi è correlata ai livelli di espressione recettoriale misurati ex vivo mediante immunoistochimica. L'indagine FES-PET è caratterizzata da una sensibilità elevata e permette di ottenere immagini dei recettori degli estrogeni nelle neoplasie con positività recettoriale. Il FES è stato utilizzato anche nel monitoraggio della risposta alla terapia del carcinoma endometriale, una neoplasia che può a lungo mantenere una dipendenza dalla stimolazione estrogenica, soprattutto nelle donne in età fertile.

TRACCIANTI ALTERNATIVI ALL'FDG NEI TUMORI NEUROENDOCRINI

I tumori neuroendocrini captano con scarsa avidità l'FDG, sia per il loro in genere basso indice mitotico, sia per le loro caratteristiche biochimiche, che li portano a sottoesprimere i recettori per il glucosio ed a sovraesprimere quelli per altre vie metaboliche.

^{18}F-fluoroidrossifenilanina (^{18}F-DOPA)

Questo radiofarmaco è un analogo dell'aminoacido L-di-idrossifenilanina (L-DOPA). I tumori neuroendocrini sono caratterizzati da un aumento dell'attività della DOPA e da un'elevata captazione della ^{18}F-DOPA. La capacità dei tumori neuroectodermici di accumulare il 5-idrossitriptofano e la 3,4,DOPA deriva dalla capacità, propria di queste cellule, di decarbossilare i precursori delle amine simpaticomimetiche. La ^{18}F-DOPA è stata utilizzata per evidenziare gli iperinsulinismi di origine focale o diffusa. Lo studio PET con ^{18}F-DOPA è utile nella localizzazione di neoplasie di origine neuroectodermica primitive e secondarie (carcinoidi, carcinomi midollari tiroidei, carcinomi polmonari a piccole cellule e feocromocitomi). Tuttavia sono necessari ulteriori studi per determinare l'affidabilità diagnostica di tale metodica, anche se è già stato dimostrato che l'indagine PET con ^{18}F-DOPA ha una sensibilità del 93% e un'accuratezza dell'89% in pazienti con carcinoide addominale.

^{68}Ga-DOTA-D-Phe-1-Tyr3-octretide (DOTA-TOC)

I recettori per la somatostatina (SSTR) sono sovraespressi in una serie di neoplasie tra cui i tumori neuroectodermici (NETs), polmonari, mammari e i linfomi. Sono state identificate 5 sottospecie di recettori per la somatostatina, ciascuno relativamente specifico per ciascun tipo di neoplasia. Il ^{68}Ga-DOTA-TOC è un analogo della somatostatina con affinità per i recettori SSTR$_2$, caratterizzato da alta idrofilicità e rapida eliminazione renale, utilizzabile per l'imaging di NETs periferici come, per esempio, i carcinoidi. Inoltre il ^{68}Ga-DOTA-TOC potrebbe avere un'applicazione nella diagnostica dei piccoli meningiomi. Sono stati recentemente sviluppati nuovi radiofarmaci derivati dal DOTA-TOC per la visualizzazione di recettori di tipo 2, 3 e 5: il DOTA-TATE ed il DOTA-NOC.

MARCATORI RECETTORIALI E DEL METABOLISMO ENDOCRINO

^{11}C-etomidato e ^{11}C-metomidato

Sono inibitori della 11-β-idrossilasi, un enzima essenziale nella biosintesi del cortisolo e dell'aldosterone. Questi radiofarmaci possono essere impiegati nella diagnostica delle lesioni della corticale del surrene. Mediante questi radiofarmaci è possibile differenziare lesioni primitive e secondarie di derivazione corticale da quelle non-corticali (midollari).

MARCATORI DEL MICROAMBIENTE TUMORALE

L'ipossia svolge un ruolo centrale nello sviluppo delle neoplasie. La disordinata e rapida crescita cellulare può non permettere uno sviluppo vascolare idoneo a fornire l'apporto di ossigeno necessario per i processi di ossidazione cellulare. Inoltre, la dimostrazione della eterogeneità dell'apporto di ossigeno nelle neoplasie può spiegare la relativa resistenza delle stesse ai trattamenti chemio e radioterapici: tale effetto può essere imputabile sia alla ridotta ed eterogenea distribuzione dei chemioterapici nelle varie regioni della neoplasia, sia alla ridotta concentrazione dei radicali superossidi che si formano a seguito dell'interazione delle radiazioni ionizzanti con la materia biologica e che svolgono un ruolo di primo piano nell'inibizione replicativa delle cellule tumorali.

^{18}F-fluoromisonidazolo (FMISO) e ^{18}F-Fluoroazomicina arabinoside (FAZA)

L'FMISO è il capostipite di una serie di sostanze per la valutazione dell'ipossia nelle neoplasie solide. Si tratta di un derivato imidazolico che in carenza di ossigeno si lega ad alcuni substrati cellulari, tra cui le proteine contenenti gruppi tiolici. La sua utilità è stata valutata soprattutto nei tumori del polmone, della mammella, della testa e del collo e nei gliomi.

L'ipossia è un fattore sfavorevole nella risposta al trattamento radioterapico. L'impiego del FMISO è stato proposto per ottimizzare la dose radiante sulla componente più radioresistente delle neoplasie in modo da aumentare le probabilità di controllo locale della malattia; ne è stato proposto l'uso soprattutto nei tumori del distretto cervicale, nei gliomi e nei tumori polmonari e mammari avanzati. È stato postulato anche l'utilizzo di derivati trifluorati che sono più lipofili del FMISO, caratterizzati da una maggiore diffusione all'interno dei tumori: tra questi, il ^{18}F-Fluoroazomicina arabinoside (FAZA) ha una captazione più elevata dell'FMISO nelle cellule neoplastiche e una più rapida eliminazione ematica e dai tessuti normali.

^{64}Cu-diacetil-bis-(N4-metiltiosemicarbazone) (ATSM)
È un composto lipofilico del rame, caratterizzato da una diffusione molto rapida nei tessuti ipossici. La sua ritenzione è dipendente dalla pO$_2$ del tessuto ed è maggiore nei tessuti ipossici.

MARCATORI DI METASTATIZZAZIONE OSSEA
^{18}F-fluoruro
Il ^{18}F-fluoruro risulta particolarmente utile per il riconoscimento delle metastasi ossee grazie al meccanismo di captazione, che avviene mediante lo scambio con il calcio presente nell'idrossiapatite per formare la fluoroapatite. Analogamente alla scintigrafia ossea con difosfonati, la PET con ^{18}F-fluoruro permette di evidenziare la reazione osteoblastica all'invasione metastatica, ma con il vantaggio di una più elevata sensibilità. La PET con ^{18}F-fluoruro è più sensibile di quella con FDG. È da notare che la PET con ^{18}F-fluoruro evidenzia la reazione ossea, mentre la PET con FDG evidenzia direttamente l'attività delle cellule metastatiche, permettendo di evidenziare secondarismi scheletrici litici.

Il ^{18}F-fluoruro è utile per l'esame della teca cranica, in genere difficilmente indagabile con FDG a causa della fisiologica captazione di FDG nell'encefalo. L'esame PET-TC con ^{18}F-fluoruro ha il vantaggio di essere più specifico della sola PET con il medesimo radiofarmaco e può essere impiegata nei pazienti a elevato rischio di malattia metastatica scheletrica a carattere prevalentemente osteobalstico (tumori di prostata, mammella, polmone e melanoma).

TRACCIANTI DI PROLIFERAZIONE E APOPTOSI
^{18}F-Fluorotimidina (FLT)
La concentrazione di questo radiofarmaco nelle cellule è diretta conseguenza dell'attività della timidina-chinasi,

espressa durante la fase di sintesi del DNA. Questo enzima causa la fosforilazione della timidina, rendendola idrofilica e quindi incapace di attraversare a ritroso le membrane cellulari "intrappolandola" all'interno delle cellule in attiva replicazione. È stato dimostrato che la captazione di FLT è correlata all'indice di proliferazione cellulare Ki-67 espresso da vari tipi di tumori tra cui gliomi, neoplasie polmonari, tumori del colon-retto, melanomi, linfomi, tumori della mammella e sarcomi dei tessuti molli. Impiegando la FLT appare possibile predire precocemente, meglio di quanto non lo sia con l'FDG, l'entità della risposta di alcuni tumori ai trattamenti radio-chemioterapici e quindi di individuare precocemente i pazienti non responsivi nei quali avviare trattamenti differenti, eventualmente di seconda linea.

[18]F-annessina V

La perdita del controllo dell'apoptosi, la morte cellulare programmata, è un importante passaggio nel cammino di tumorigenesi. La chemio e radioterapia in oncologia possono svolgere la loro funzione specifica sia attraverso un'azione tumoricida diretta, sia attivando e promuovendo l'apoptosi delle cellule neoplastiche provocando, in entrambe le situazioni, danni irreparabili al DNA e l'attivazione dei geni dell'apoptosi. L'impiego di marcatori biologici di tale processo può permettere, nel follow-up di pazienti neoplastici, la valutazione della risposta al trattamento e della regressione delle neoplasie.

La annessina V è una proteina di 36 kDa che si lega con alta affinità alla fosfatidilserina, che viene espressa sulla superficie dalle cellule nelle fasi precoci dell'apoptosi; l'[18]F-annessina V è stato, impiegato, in alcune condizioni sperimentali per misurare l'entità del processo di apoptosi in modo non invasivo.

TRACCIANTI DIVERSI

Come già accennato, uno dei limiti dell'impiego dell'FDG è la captazione nei processi infiammatori, che può confondere l'interpretazione di alcuni quadri. A seguito di osservazioni sporadiche è stato postulato l'uso di diversi radiofarmaci

PET per la diagnostica per immagini dei tumori. Tra questi in particolare, oltre a quelli già citati, gli analoghi degli aminoacidi FET (O-(2-^{18}F-Fluoroetil)-L-tirosina (FET)) e FMT (L-3-^{18}F-Fluoro-a-metiltirosina (FMT)), e l'acetato marcato con carbonio-11.

È stata dimostrata una maggiore sensibilità delle indagini con FET e FMT rispetto a quelle con FDG nelle regioni cardiaca, pericardiaca e dell'encefalo, nelle quali il consumo di glucosio è elevato anche in condizioni fisiologiche. Un impiego di FET e FMT è stato anche ipotizzato per l'esame di pazienti con neoplasie del sistema muscolo-scheletrico; infatti la PET total-body con FET, pur avendo una sensibilità paragonabile a quella con FDG (circa il 73%), sarebbe caratterizzata da una maggiore specificità (85% vs 66%). Inoltre, poiché la tirosina è un precursore della dopamina, è stato ipotizzato un ruolo della FLT nei tumori neuroendocrini che sovraesprimono la DOPA decarbossilasi. Infine, anche per la PET con FMT è stato ipotizzato un ruolo nella valutazione precoce della risposta alla terapia.

^{11}C-acetato

Questo radiofarmaco viene incorporato dai tessuti che presentano un basso livello di metabolismo ossidativo e un alto livello di incorporazione lipidica. L'acetato non è solo un prodotto per la β-ossidazione, ma anche un precursore di aminoacidi, acidi grassi e steroli. In letteratura è stato riportato l'utilizzo di questo radiofarmaco per svariati tumori inclusi linfomi, carcinomi naso-faringei, adenocarcinomi polmonari, carcinomi del colon-retto, renali, prostatici, ovarici, delle ghiandole salivari e del pancreas, meningiomi, astrocitomi e gliomi.

La cellula neoplastica è caratterizzata da numerose alterazioni funzionali, tra cui modificazioni del metabolismo energetico, della sintesi proteica, dei sistemi di trasporto transmembrana e dell'espressione di recettori e antigeni. Le modificazioni molecolari producono a loro volta alterazioni della differenziazione cellulare, disfunzioni del ciclo cellulare e dell'apoptosi. La crescita tumorale induce anche alterazioni dell'ambiente circostante, tra cui l'ipossia e la neoangiogenesi.

Lo sviluppo delle conoscenze ha consentito di individuare, quindi, diversi marcatori biologici della crescita neoplastica, che possono essere bersagli ideali per la caratterizzazione di vari tipi di cancro.

La comprensione e l'identificazione della tumorigenesi e delle alterazioni biochimiche presenti nei tumori sono di cruciale importanza per la ricerca di bersagli molecolari a scopo diagnostico e terapeutico. Al crescere delle conoscenze sulla natura molecolare del cancro migliorano le nostre possibilità di monitorare la progressione, la regressione o la risposta al trattamento, anche mediante l'impiego della PET-TC.

Capitolo 11
Basi fisiche e tecnologiche della PET-TC

COS'È LA PET?

L'acronimo PET viene correntemente utilizzato con due significati diversi, sia per indicare una metodica, la tomografia ad emissione di positroni, sia per indicare un apparecchio, il tomografo per la rivelazione del decadimento positronico. La tomografia ad emissione di positroni è una metodica basata sull'impiego di radionuclidi, con la quale è possibile ottenere immagini rappresentative di diversi processi biochimici e funzionali nel corpo umano. I radionuclidi sono elementi instabili che decadono in elementi più stabili con l'emissione, da parte del nucleo, di radioattività sottoforma di particelle, di fotoni o di entrambi. Il decadimento delle sostanze radioattive segue una legge di tipo esponenziale con un tempo di dimezzamento caratteristico per ogni elemento. Le radiazioni emesse nel corso del decadimento vengono rilevate mediante il tomografo PET.

I radionuclidi più utilizzati nelle indagini PET sono prodotti mediante un ciclotrone, ma alcuni radionuclidi possono essere anche ottenuti mediante generatori. Il ciclotrone è uno strumento in cui un fascio di particelle cariche acquisisce un'energia molto elevata e viene diretto verso un materiale bersaglio. Gli elementi radioattivi vengono prodotti come conseguenza di cambiamenti che avvengono a seguito dell'interazione del fascio con il bersaglio. Molecole biologiche, come il glucosio, l'ammoniaca o l'acqua possono quindi essere marcate con i radionuclidi prodotti dando origine al radiofarmaco di interesse che, iniettato per via endovenosa, si distribuisce nel corpo in relazione alle proprie caratteristiche biologiche.

Il radiofarmaco più comunemente usato è l'analogo del glucosio: 2-deossi-2-fluoro-D-glucosio (FDG) legato al radionuclide emettitore di positroni fluoro-18. Questa molecola radiomarcata ha caratteristiche molto simili a quelle del glucosio ed è quindi captata dai tessuti che utilizzano il glucosio.

Una completa descrizione della tecnologia e degli elementi fisici coinvolti nella metodica PET-TC è tuttavia al di là dello scopo di questo libro. Maggiori dettagli possono essere però trovati consultando la bibliografia.

BASI DI FISICA NUCLEARE

La materia è composta da atomi che rappresentano la più piccola parte in cui un elemento può essere diviso senza perdere la sua identità chimica. Gli atomi però possono essere ulteriormente divisi in particelle più piccole. L'atomo è infatti dotato di un nucleo formato da protoni (particelle cariche positivamente) e neutroni (particelle senza carica). Il nucleo è circondato da una nuvola di elettroni orbitanti, particelle cariche negativamente, di dimensioni molto piccole e di peso medio pari a 1/2.000 di quello dei protoni e dei neutroni. Una semplice analogia è quella di considerare il sole come il nucleo dell'atomo e i pianeti come gli elettroni orbitanti; ne consegue che gran parte dell'atomo può essere considerata spazio vuoto.

Nella configurazione stabile, gli elettroni occupano le orbite più prossime al nucleo, trattenuti dall'attrazione esercitata dal nucleo. A seguito dell'acquisizione di energia gli elettroni possono però "saltare" su orbitali più esterni: Se l'energia acquisita è sufficientemente elevata possono fuoriuscire dall'atomo e ciò porta alla formazione di due distinti ioni, uno carico positivamente e un elettrone. Questo processo prende il nome di ionizzazione.

Il termine radiazione significa letteralmente energia in movimento. Se l'energia posseduta dalla radiazione è sufficiente a rimuovere un elettrone dall'atomo, allora la radiazione viene definita ionizzante. Le radiazioni ionizzanti si manifestano in due forme principali: quella particolata, costituita da particelle atomiche o subatomiche (alfa, protoni, elettroni, neutroni e positroni) che trasportano energia sotto forma di energia cinetica, e quella elettromagnetica (raggi X e raggi γ), in cui l'energia è trasportata sotto forma di onde elettromagnetiche senza massa, i fotoni.

Le radiazioni ionizzanti posseggono energia
sufficiente a ionizzare gli atomi

Ciascun elemento è caratterizzato da un numero definito di protoni e neutroni nel nucleo. Il numero che deriva dalla somma di protoni e neutroni, indicato per convenzione con la lettera A, è detto numero di massa. Il numero di protoni, indicato per convenzione con la lettera Z, è chiamato numero atomico. La notazione comune per descrivere la composizione nucleare è quindi la seguente:

$$\,_{Z}^{A}X$$

dove X indica l'elemento chimico (ad esempio, $\,_{1}^{1}H$ corrisponde all'idrogeno il cui nucleo contiene solo un protone e nessun neutrone).

Ciascun elemento chimico è definito in base al numero dei protoni, ma, poiché il numero dei neutroni può variare, il nucleo può avere configurazioni diverse. "Nuclide" è il termine utilizzato per indicare un elemento classificato in base al numero atomico Z e al numero di neutroni. Nuclidi che hanno lo stesso numero atomico Z, ma differenti numeri di massa A, sono isotopi dello stesso elemento chimico. Ad esempio, i nuclei dell'idrogeno hanno generalmente un solo protone, ma esistono altre due configurazioni nucleari possibili: quella del deuterio, un protone più un neutrone, e quella del trizio, un protone più due neutroni. I tre isotopi dell'idrogeno hanno le stesse proprietà chimiche nonostante le differenze di composizione del nucleo.

Non tutte le combinazioni di protoni e neutroni sono però stabili: i nuclidi instabili, definiti radionuclidi, tendono spontaneamente a trasformarsi in elementi più stabili emettendo energia sotto forma di particelle cariche e/o fotoni. Questa trasformazione prende il nome di "decadimento radioattivo". Il decadimento con formazione di particelle cariche può avvenire con tre modalità: emissione alfa emissione beta meno ed emissione beta più. Elementi pesanti tendono ad emettere particelle alfa (decadimento α), costituite da due protoni e due neutroni, con una perdita rilevante di massa.

$$\,_{Z}^{A}X \xrightarrow{\ \alpha\ } \,_{Z-2}^{A-4}Y$$

Elementi caratterizzati da una condizione di instabilità per un eccesso di neutroni tendono ad emettere elettroni (definiti particelle beta meno, β⁻, nel caso in cui vengano emessi dal nucleo). In pratica, il decadimento β⁻ consiste nella trasformazione di un neutrone del nucleo in un protone e in un elettrone: il protone rimane nel nucleo, mentre l'elettrone ne fuoriesce dotato di energia cinetica.

$$^A_Z X \xrightarrow{\beta^-} {}^A_{Z+1} Y$$

DECADIMENTO E RILEVAZIONE DEI POSITRONI
Fisica dei positroni

Il positrone è l'anti-elettrone o, in altre parole, una particella caratterizzata dalla stessa massa dell'elettrone ma carica opposta (positiva). Per questa ultima caratteristica, il decadimento con emissione di positroni viene chiamato "decadimento β⁺". I positroni derivano da radionuclidi che sono instabili a causa di un eccesso di protoni. In pratica, il decadimento β⁺ consiste nella trasformazione di un protone del nucleo in un neutrone e in un positrone: il neutrone rimane nel nucleo, mentre il positrone ne fuoriesce con una certa energia cinetica.

$$^A_Z X \xrightarrow{\beta^+} {}^A_{Z-1} Y$$

L'espulsione del positrone dal nucleo avviene contemporaneamente all'emissione di una piccola massa senza carica elettrica, chiamata neutrino.

Il positrone, alla fine del suo percorso, tende a combinarsi con un elettrone della materia circostante formando il positronio, un elemento molto instabile, che tende a disintegrarsi convertendo la propria massa in energia ondulatoria (fenomeno di annichilazione). Il processo di annichilazione è governato dal principio della relazione fra massa ed energia di Einstein, per cui la massa M di una particella può essere convertita in energia E. Questo fenomeno è descritto dall'equazione $E=Mc^2$, dove c è la velocità della luce. Poiché il positronio ha una massa doppia di quella dell'elettrone, la sua energia è di 1022 KeV. Nel processo di annichilazione, questa energia di massa si trasforma in due fotoni di 511 KeV ciascuno, emessi simultaneamente nella stessa direzione, ma con verso opposto (a 180° l'uno rispetto all'altro) (Figura 10.1). La diagnostica PET si basa sulla rilevazione contemporanea di questi due fotoni associando così un evento ad ogni decadimento del radionuclide emettitore positroni. Un anello di rilevatori (Figura 10.2) è posto attorno al paziente e permette di rilevare gli eventi di annichilazione.

Il fenomeno di annichilazione ha luogo in un tempo estremamente rapido (massimo 2 nanosecondi) dall'emissione del positrone e ad una distanza generalmente non superiore a 1-2 mm dal nucleo da cui è originato il positrone. Questa distanza è un limite all'accuratezza di localizzazione (risoluzione spaziale) del radiofarmaco nel tessuto.

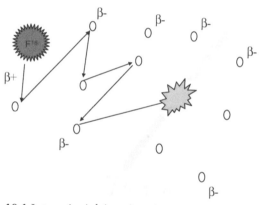

Fig. 10.1 Interazioni dei positroni

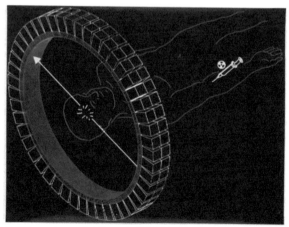

Fig. 10.2 Rilevazione dei fotoni di 511 KeV in coincidenza

> **I tomografi PET non rilevano direttamente i positroni,
> ma i fotoni emessi in seguito al processo di annichilazione
> positrone-elettrone**

Produzione di radiotraccianti PET

Perché un radionuclide possa emettere positroni deve essere instabile ed avere un eccesso di protoni. Per produrre radionuclidi emettitori di positroni una via percorsa è quindi quella di aggiungere protoni a nuclei stabili grazie all'utilizzo di apparecchiature che permettono di accelerare particelle cariche, i ciclotroni. Queste apparecchiature si basano sull'utilizzo di una fonte di particelle cariche che vengono accelerate in un campo magnetico fino ad acquisire un'energia così elevata da penetrare il materiale "bersaglio" determinando delle reazioni nucleari. Ad esempio, la produzione di fluoro-18 avviene tramite il bombardamento di un bersaglio costituito da acqua arricchita in ossigeno-18 con un fascio di protoni ad alta energia.

Ciclotroni

La maggior parte dei radionuclidi emettitori di positroni usati per la PET è prodotta con il ciclotrone, sebbene, occasionalmente, possano essere anche utilizzati acceleratori lineari ad alta energia. Il primo ciclotrone venne costruito nel 1929 dal fisico Ernest O. Lawrence, presso l'università della California, Berkeley (USA). Nel ciclotrone si utilizza un campo elettrico alternato a radiofrequenza per accelerare le particelle cariche (protoni, deuteroni, $^3H^{++}$ e particelle α) e un campo magnetico per curvare la traiettoria e indirizzare il fascio sul bersaglio (Figura 10.3).

Il campo elettrico alternato è applicato ad una coppia di elettrodi cavi e posti sotto vuoto, denominati "Dees" (Figura 10.3, lettere A e B) per la loro forma che ricorda la lettera "D" dell'alfabeto. La sorgente di particelle, S, è posta nel centro della struttura, fra gli elettrodi. Le particelle cariche sono generalmente prodotte dalla ionizzazione di un gas usando un arco elettrico (ad esempio, dalla ionizzazione di H_2 gassoso può essere prodotto un fascio di protoni).

Una volta emessi dalla sorgente, i protoni, carichi positi-

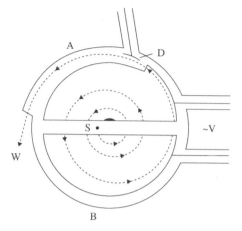

Fig. 10.3 Schema di un ciclotrone

vamente, vengono accelerati dal campo elettrico verso l'elettrodo a carica negativa. Tuttavia, una volta all'interno del campo elettrico, i protoni non saranno più soggetti all'azione del campo elettrico tra i due elettrodi, ma solo all'azione del campo magnetico perpendicolare agli elettrodi che li forza in un'orbita spirale. Al ritorno nell'intercapedine, il campo elettrico viene invertito: l'elettrodo negativo, sarà caricato positivamente. I protoni saranno quindi accelerati verso l'elettrodo a carica negativa acquisendo ulteriore energia cinetica.

Ad ogni passaggio nell'intercapedine la velocità della particella aumenta e cresce anche il raggio di rotazione dentro il disco in funzione della velocità della particella oltre che del campo magnetico. La frequenza del campo elettrico è quindi regolata in fase con l'arrivo delle particelle nell'intercapedine tra gli elettrodi. Alla fine del processo, il fascio di protoni viene deviato dalla traiettoria a spirale mediante un deflettore e diretto sul bersaglio.

I bersagli sono costruiti per la produzione di uno specifico radionuclide come il carbonio-11, l'ossigeno-15, l'azoto-13 o il fluoro-18, il radionuclide più usato in PET. Quando il fascio di particelle cariche colpisce il bersaglio avvengono reazioni nucleari con l'emissione di protoni e neutroni finché tutta l'energia depositata dal fascio nel bersaglio viene dispersa.

La produzione di un radionuclide dipende dall'intensità del fascio di particelle cariche, dalla quantità di materiale bombardato, dalla probabilità di produzione dello specifico radionuclide di interesse e dal tempo di bombardamento. Dopo la produzione mediante ciclotrone, i radionuclidi vengono incorporati nei radiofarmaci attraverso il processo chiamato "radiomarcatura", effettuato in laboratori di radiochimica specializzati: i radionuclidi PET a causa della loro piccola dimensione possono essere facilmente incorporati nelle molecole biologiche. Questi processi possono essere eseguiti manualmente oppure, più frequentemente, in maniera automatica. In questo caso i radioisotopi vengono trasferiti in moduli di sintesi automatica dedicati alla produzione dei radiofarmaci comunemente utilizzati nella tomografia ad emissione di positroni. I moduli contengono vetreria, tubature, siringhe per il trasferimento dei diversi composti e le sostanza chimiche necessarie al processo di sintesi. Tutte queste operazioni vengono controllate da calcolatori dedicati.

I radionuclidi carbonio-11, azoto-13 e ossigeno-15 sono di grande interesse per gli studi PET poiché sono elementi costitutivi di tutti i composti biologici. In generale, i radionuclidi PET hanno un tempo di dimezzamento molto breve. Quello del fluoro-18 è di 110 minuti, tempo che consente la produzione, la sintesi ed il trasporto di radiofarmaci marcati con fluoro-18 in siti distanti da quello di produzione, e nonostante il decadimento, la disponibilità di un'attività sufficiente per l'esecuzione degli esami PET.

I tempi di dimezzamento di carbonio-11, azoto-13 e ossigeno-15 sono molto più brevi di quelli del fluoro-18 (2 min-20 min). Per questa ragione, possono essere impiegati solo nella sede in cui vengono prodotti da un ciclotrone dedicato. L'elevato costo di acquisto e funzionamento di queste apparecchiature ha reso difficile la loro diffusione. Tuttavia, negli ultimi 10 anni vi è stato un incremento notevole nell'uso della PET ed il numero dei ciclotroni negli ospedali si è moltiplicato.

Radionuclidi emettitori di positroni prodotti mediante generatore

Non tutti i radionuclidi che emettono positroni devono essere prodotti in un ciclotrone. Vi sono numerosi radionuclidi emettitori di positroni, disponibili attraverso un'apparecchiatura chiamata generatore, con finalità cliniche. I radiofarmaci PET prodotti utilizzando un generatore sono più economici di quelli prodotti mediante ciclotrone. Fra questi, alcuni radioisotopi del rubidio, rame e gallio. Il rubidio-82 appare il più interessante per gli studi cardiologici mentre il gallio-68 appare il più interessante per gli studi oncologici. Il gallio-68 è un radionuclide particolarmente importante per le sue proprietà chimiche e per il suo tempo di dimezzamento di 68 minuti, che permette la sintesi di diversi radiofarmaci. Il gallio-68 viene prodotto attraverso un generatore che consiste in una matrice organica o inorganica che trattiene il radionuclide genitore, il germanio-68, mentre permette l'eluizione del gallio-68.

Il germanio-68 ha una emivita lunga, pari a 271 giorni, che permette la produzione di generatori durevoli ed economici. Il generatore ^{68}Ge/^{68}Ga potrà in un prossimo futuro essere impiegato per la marcatura di radiofarmaci da kit liofilizzati, come già avviene nella pratica medico-nucleare corrente con altri radionuclidi prodotti da un generatore.

Struttura del tomografo PET

Il tomografo PET è concepito per rivelare simultaneamente i fotoni emessi a 180° dal processo di annichilazione positrone-elettrone. La maggior parte dei tomografi PET è costituita da anelli di rivelatori, costruiti impiegando cristalli di germanato di bismuto (BGO). Nella costruzione di un tomografo PET possono essere utilizzati fino a ventimila cristalli allo scopo di rivelare l'emissione di fotoni in un campo di vista di circa 15 cm lungo il corpo del paziente. I cristalli di rivelazione sono raggruppati in blocchi di rivelatori connessi a tubi fotomoltiplicatori, a loro volta connessi a circuiti elettronici che permettono di convertire la rivelazione dei fotoni in segnali elettrici e di ottenere mediante l'elaborazione di tali segnali mappe tridimensionali (3D) della distribuzione del radiofarmaco. Per completare uno studio tomografico su tutto il corpo è però necessario che il lettino su cui si trova il paziente venga spostato progressivamente all'interno del tomografo affinché tutte le regioni anatomiche di interesse si trovino entro l'anello di rivelazione per il periodo di tempo necessario all'acquisizione.

Ogni volta che una coppia di fotoni viene rivelata contemporaneamente, il sistema assume che essi provengono dallo stesso evento di annichilazione di un positronio posto in un punto lungo una linea che unisce i due rivelatori. Considerando tutte le coppie di rivelatori e le linee di risposta, può essere ricostruita la distribuzione (3D) del radiofarmaco. Il metodo di ricostruzione più comunemente utilizzato per ottenere le immagini PET è quello iterativo.

COS'È LA PET-TC?

Sfortunatamente la risoluzione spaziale dei sistemi PET non è tale da permettere la localizzazione anatomica accurata delle aree di captazione del radiofarmaco. La metodica TC, d'altra parte può solo permettere di ottenere informazioni anatomiche ma non indicazioni sull'attività metabolica. Negli ultimi dieci anni vi sono stati progressi tecnologici che hanno consentito l'impiego di queste due modalità nello stesso paziente in modo quasi simultaneo. L'immagine di fusione PET-TC deriva dalla combinazione di dati anatomici derivati dall'esame TC con gli aspetti metabolici derivati dall'indagine PET. Questo permette di ottenere una rappresentazione spazialmente accurata della distribuzione del metabolismo.

Successivamente all'iniezione endovenosa del tracciante radioattivo, la quantità di FDG accumulata nel tessuto metabolicamente attivo continua a crescere per qualche tempo. Nella maggior parte dei casi si lascia trascorrere un tempo compreso fra 45 e 60 minuti tra l'iniezione di FDG e l'acquisizione delle immagini. Durante questo intervallo di tempo in cui la captazione ha luogo, al paziente viene richiesto di rimanere quieto in una stanza non illuminata, per evitare movimenti inutili che possono causare captazioni derivanti dalla stimolazione e dall'attività che alterano l'interpretazione delle immagini. Ogni movimento muscolare, come pure parlare durante la fase di captazione, si traduce in una fisiologica captazione muscolare visibile sulle immagini finali.

L'esame TC viene eseguito con il paziente supino in una posizione rilassata. Al giorno d'oggi i tomografi TC accoppiati ai tomografi PET permettono l'acquisizione di immagini dell'intero corpo in pochi secondi. Il campo di scansione nor-

male va dalla base del cranio fino alla radice degli arti inferiori.

Successivamente all'esame TC, al paziente viene raccomandato di rimanere immobile nella stessa posizione (con la testa mantenuta fissa attraverso un sistema di contenimento) nel
caso in cui debbano essere acquisite immagini PET della testa e del collo. Ciascuna immagine viene acquisita per 3-5 minuti su un campo di vista di circa 15 cm, in direzione cranio-
caudale. L'intero esame richiede quindi circa 45 minuti per una
valutazione della distribuzione della captazione dalla base del
cranio alla radice degli arti inferiori. Non viene usualmente eseguita una scansione cerebrale poiché l'elevata captazione di
FDG nel cervello normale rende la visualizzazione e l'interpretazione delle lesioni metabolicamente attive particolarmente
difficile, seppure non impossibile. In talune circostanze il campo di vista può essere ampliato per includere il capo ed il collo. Ad esempio, questa sarebbe la procedura indicata in caso
di pazienti in cui si verifica un coinvolgimento dei linfonodi
cervicali o del cervello in caso di linfoma. La scansione del-
l'intero corpo è indispensabile nel caso di pazienti affetti da
melanoma poiché la diffusione metastatica della malattia è imprevedibile e può spesso riguardare gli arti inferiori.

Il problema dell'attenuazione

Quando un fascio di raggi γ attraversa il corpo, il numero di
fotoni costituenti il fascio si riduce. Questo fenomeno è detto
attenuazione. Per costruire un'immagine accurata della
distribuzione (3D) della radioattività bisogna quindi tenere
conto dell'attenuazione delle radiazioni da parte dei vari tessuti attraversati. L'attenuazione è di solito valutata mediante
la misura della trasmissione di un fascio noto di radiazioni
attraverso il corpo. Differenti parti del corpo attenuano il
fascio in modo diverso. Per esempio, i polmoni attenuano
molto meno dei tessuti molli della pelvi e delle circostanti
strutture ossee. La presenza di elementi metallici, tra cui
pace-maker, protesi dentali e protesi d'anca possono determinare la comparsa di artefatti nelle immagini anatomiche.
Questi artefatti possono essere anche dovuti a movimenti
respiratori diaframmatici e all'uso di mezzi di contrasto orali
e endovenosi.

In un tomografo PET-TC, le mappe di correzione per l'attenuazione sono create dalle immagini anatomiche TC con una conseguente maggiore accuratezza di rappresentazione della reale distribuzione del radiofarmaco nel corpo. Se compaiono artefatti, essi appaiono come aree di aumentata attività conosciute come "hot-spot". Queste aree possono essere, ad esempio, il risultato della eccessiva correzione delle immagini PET dovuta alla presenza di componenti metallici. Le immagini PET prima della correzione per l'attenuazione possono però essere utilizzate per distinguere il patologico aumento di attività dagli artefatti tecnici da eccessiva correzione. Le aree di patologico accumulo saranno infatti presenti anche nelle immagini non corrette, al contrario degli artefatti.

L'attenuazione non è il solo problema che richiede la correzione delle immagini PET: esistono eventi di errore che devono essere corretti prima dell'utilizzo delle immagini. Non tutti gli eventi rilevati nelle acquisizioni PET sono infatti vere annichilazioni. Alcuni eventi possono essere coincidenze casuali, altri, coincidenze diffuse o *scatter*. Le coincidenze casuali si verificano quando due fotoni provenienti da differenti annichilazioni vengono rivelati come unico evento, le coincidenze diffuse invece si verificano quando uno dei fotoni è deflesso da un atomo all'interno del paziente e la sua direzione è lievemente modificata. Questi eventi sono rilevati dal sistema come veri e posizionati in modo sbagliato all'interno della distribuzione 3D del radiofarmaco. I tomografi PET sono dotati di diversi algoritmi per la correzione di questi errori.

La ricostruzione delle immagini è spesso eseguita usando un processo conosciuto come ricostruzione iterativa. Quando questo processo è completato, le immagini sono pronte per essere valutate e possono essere visualizzate come immagini esclusivamente TC, esclusivamente PET o come immagini di fusione.

La PET-TC è ampiamente riconosciuta come metodica integrata che comporta significativi vantaggi rispetto alle sole indagini PET o TC separatamente. Questa metodica permette la precisa localizzazione anatomica di aree di anormale captazione del radiofarmaco; questo porta ad una maggiore accuratezza diagnostica, rispetto alla valutazione delle sole immagini PET o anche della immagini PET e TC separatamente seppure in una lettura contemporanea.

Capitolo 12
Dosimetria negli esami PET-TC

Lo sviluppo di sistemi integrati PET-TC ha reso possibile l'acquisizione quasi simultanea di immagini PET e TC in un'unica sessione di esame con i seguenti vantaggi: 1) riduzione dei tempi di acquisizione (da 35 a 20 min); 2) diagnosi integrata mediante uso sinergico delle informazioni PET e TC; 3) accurata interpretazione delle immagini funzionali PET sulla base delle immagini anatomiche TC (correlazione anatomo-funzionale); 4) miglioramento della qualità delle immagini funzionali PET usando le informazioni anatomiche TC (ricostruzione tomografica con tecniche iterative e utilizzo delle immagini TC come informazione anatomica, per la correzione per l'attenuazione, per la radiazione diffusa e per l'effetto di volume parziale).

L'impiego di un sistema integrato PET-TC comporta tuttavia una dose di radiazione totale al paziente maggiore rispetto a quella derivante dall'uso della sola PET, in cui la correzione per l'attenuazione è effettuata tramite una sorgente esterna di emettitori di fotoni (acquisizione trasmissiva).

La radioprotezione del paziente, anche se di fatto è perseguita da ogni medico e tecnico di Radiologia e Medicina Nucleare, è diventata un obbligo di legge solo dopo l'emanazione del D.lgs 230/95 e più recentemente con la pubblicazione del D.lgs 187/00, che interessa tutte le figure professionali dell'area radiologica (medici, tecnici, fisici). La normativa impone che l'uso delle radiazioni ionizzanti in campo sanitario sia giustificato dai vantaggi che ne possono derivare e che l'esposizione debba essere mantenuta al livello più basso ottenibile compatibilmente con le esigenze diagnostiche.

Ciò comporta un impegno del personale medico, tecnico e fisico nell'ottimizzazione dei protocolli di acquisizione del sistema integrato PET-TC in relazione alle esigenze diagnostiche del paziente.

Lo scopo di questo capitolo è quindi quello di fornire, oltre ai valori di dose degli studi PET-TC, anche alcune indicazioni per la definizione di protocolli personalizzati e mirati all'ottimizzazione dell'esposizione alle radiazioni. In particolare, i tre paragrafi del capitolo forniscono le seguenti informazioni:

1. Nozioni di dosimetria e radioprotezione del paziente;
2. Valori di dose tipici per studi PET-TC con FDG;
3. Studi dosimetrici relativi a nuovi radiofarmaci PET.

CONCETTI DI DOSIMETRIA IN PET-TC
Grandezze dosimetriche

Lo scopo della dosimetria in Radiologia e in Medicina Nucleare è quello di individuare delle grandezze fisiche che permettano di correlare la dose di radiazione agli effetti (deterministici e stocastici) indotti sugli organismi biologici. Le grandezze dosimetriche fondamentali nella radioprotezione del paziente sono la *dose assorbita*, la *dose equivalente* e la *dose efficace*.

La dose assorbita (D) è la quantità di energia ceduta dalla radiazione per unità di massa della materia irraggiata e quindi è un indice dell'effetto prodotto da una particolare radiazione ionizzante sulla materia. L'unità di misura della dose assorbita è il Joule/Kg, a cui viene dato il nome di Gray (Gy).

Per quantificare l'impatto della radiazione ionizzante sulla materia e confrontare gli effetti di diverse sorgenti di radiazioni e delle diverse modalità di irradiazione, si deve tener conto:

1. del tipo di radiazione più o meno densamente ionizzante (fattori di ponderazione delle radiazioni, w_R)
2. della radiosensibilità dei vari organi (fattori di ponderazione tessutali, w_T).

Nella pubblicazione numero 60 dell'*International Commission on Radiation Protection* (ICRP\60) viene data la definizione di dose equivalente (H) e di dose efficace (E), entrambe espresse in Sievert (Sv):

$$H_T = \Sigma_R \, w_R D_R$$
$$E = \Sigma_T \, w_T H_T$$

dove R e T indicano rispettivamente il tipo di radiazione e il tipo di tessuto interessati nell'episodio di esposizione.

La dose equivalente per un particolare organo è quindi una misura della radiazione assorbita nel tessuto che tiene conto della "pericolosità" della radiazione (del diverso effetto biologico della radiazione a parità di dose assorbita), mentre la dose efficace rappresenta la somma ponderata delle dosi equivalenti ai vari organi tenendo conto della loro diversa radiosensibilità. I fattori di ponderazione delle radiazioni e dei tessuti dell'ICRP/60 sono riportati rispettivamente nelle Tabelle 1 e 2. Nel caso di attività sanitarie, avendo a che fare con fotoni o elettroni ($w_R = 1$), la dose equivalente corrisponde alla dose assorbita ($1\,Sv = 1\,Gy$).

La dose efficace è quindi l'indicatore utilizzato per descrivere in modo sintetico l'impatto della radiazione ionizzante sugli individui e sulla popolazione. Nella Tabella 3, sono riportate le dosi efficaci medie individuali annue dovute ad alcune sorgenti di radiazione naturali e artificiali.

Tabella 12.1 Fattori di ponderazione delle radiazioni per il calcolo del valore di dose equivalente a un organo in funzione della dose assorbita (ICRP/60)

Tipo di radiazione	Fattore di ponderazione della radiazione (w_R)
Fotoni di tutte le energie ed elettroni	1
Neutroni di energia inferiore a 10 keV	5
Neutroni tra 10 keV e 100 keV	10
Neutroni tra 100 keV e 2 MeV	20
Neutroni tra 2 keV e 20 MeV	10
Neutroni di energia maggiore di 10 MeV	5
Protoni	5
Particella alfa, nuclei pesanti	20

Tabella 12.2 Fattori di ponderazione tessutale per il calcolo della dose efficace al corpo intero a partire dalla dose equivalente ai vari organi (ICRP/60)

Tessuto/organo	Fattore di ponderazione tessutale (w_T)
Gonadi	0.20
Colon	0.12
Esofago	0.05
Fegato	0.05
Mammella femminile	0.05
Midollo rosso	0.12
Pelle	0.01
Polmone	0.12
Stomaco	0.12
Superficie ossea	0.01
Tiroide	0.05
Vescica	0.05
Organi restanti	0.05

Tabella 12.3 Dosi efficaci medie individuali annue da sorgenti di radiazione naturali e artificiali

Sorgente		Dose efficace media individuale in un anno (mSv/anno)
Naturale	**Esposizione esterna:**	
	Raggi cosmici	0,4
	Radiazione gamma terrestre	0,6
	Esposizione interna	
	Inalazione (Radon e Toron)	2,0
	Inalazione (diversa da Radon e Toron)	0,006
	Ingestione	0,3
Totale naturale		**3,3**
Artificiale	Diagnostica medica	1,2
	Altro (da fall-out di esperimenti e incidenti nucleari, e uso industriale)	0,007
Totale artificiale		**1,2**
Totale naturale e artificiale		**4,5**

Le sorgenti di irraggiamento possono essere interne o esterne e il rilascio della dose può verificarsi quindi per esposizione interna o esterna. Nel caso di uno studio PET, l'esposizione del paziente è di tipo interno perché deriva dalla somministrazione di sostanze contenenti radionuclidi; al contrario, in uno studio TC, l'esposizione è di tipo esterno perché il corpo del paziente è attraversato da un fascio di raggi X prodotto dal tubo radiogeno.

PET: Esposizione interna

Negli studi PET, la dose al paziente è una conseguenza della somministrazione endovenosa di un radiofarmaco marcato con un nuclide emettitore di positroni, ad esempio ^{18}F o ^{11}C. L'*attività* del radionuclide, ovvero il numero di decadimenti radioattivi che si verificano nell'unità di tempo, è la grandezza utilizzata per calcolare la quantità di radiofarmaco necessaria per ottenere una buona qualità delle immagini PET. L'attività si misura in Becquerel (Bq), dove 1 Bq = 1 decadimento radioattivo per secondo. Le attività tipiche di ^{18}FDG utilizzate in PET sono pari a 300-400 MBq.

La dose efficace al paziente sottoposto a esame è proporzionale all'attività del radionuclide ed è determinata da un coefficiente di dose tipico per ogni radiofarmaco. Secondo quanto riportato nella pubblicazione ICRU/60, tale coefficiente è pari a 19 μSv/MBq per l'FDG.

L'attività somministrata al paziente è il risultato di un compromesso necessario per ottenere una buona qualità delle immagini con una bassa dose di radiazioni al paziente. Sono di norma utilizzati nella pratica clinica valori intorno a 3.7 MBq per chilogrammo.

La qualità delle immagini dipende dalla statistica di conteggio che è inversamente correlata alla corporatura del paziente: Per questo motivo, la quantità di attività da somministrare è calcolata in base la peso del paziente.

La quantità di attività necessaria per eseguire uno studio diagnostico è legata anche alle caratteristiche di costruzione del tomografo PET ed in particolare alla modalità di acquisizione dei dati. La modalità tridimensionale (3D), sviluppata agli inizi degli anni '90, si basa infatti sulla rivelazione di tutte le possibili linee di coincidenza, anche oblique rispetto ai piani assiali di rivelazione. Nella modalità bidimensionale (2D) l'utilizzo di setti di tungsteno posti tra i rivelatori limita l'angolo di accettazione delle coincidenze suddividendo il volume di acquisizione in un gruppo di sezioni transassiali.

La modalità di acquisizione 3D permette quindi un significativo aumento di statistica di conteggio rispetto alla modalità 2D, consentendo la riduzione della dose al paziente a parità di qualità nelle immagini finali.

Un limite della modalità 3D è tuttavia costituito da un maggior contributo al segnale da parte delle coincidenze non vere, cioè casuali o diffuse. Grazie ai recenti sviluppi nel campo della ricostruzione e dell'elaborazione delle immagini, la maggior parte delle apparecchiature attualmente disponibili sul mercato dispone della modalità di acquisizione 3D.

TC: Esposizione esterna

Durante l'esame TC, il lettino su cui il paziente è disteso viene fatto scorrere orizzontalmente attraverso una struttura ad anello, ovvero la parte della TC che contiene al suo interno il tubo per la produzione dei raggi X e il sistema di rilevazione.

Le due variabili principali che influenzano la dose al paziente durante un esame TC sono la corrente e il voltaggio applicati al tubo radiogeno, misurati rispettivamente in *milliAmpere* (mA) e in *chiloVolt* (kV). Più elevati sono i valori di tali variabili, maggiore è l'esposizione del paziente sottoposto ad esame.

Anche nel caso dei tomografi TC, la dose è legata allo sviluppo tecnologico, e in particolare alla recente introduzione (i primi esempi risalgono al 1998) di tomografi multidetettori (o *multislice* o *multistrato*), con i quali è possibile ottenere immagini ad alto dettaglio anatomico (fino a 0,5 mm), basati sull'impiego di una corona di più strati di detettori che registrano l'attenuazione del fascio radiogeno. Le prime TC avevano 4 strati di detettori: attualmente le migliori hanno 64 strati, ma già sono in consegna TC da 256 strati e più.

Le immagini prodotte dagli apparecchi TC multidettetore consentono di ottenere un ottimo dettaglio anatomico, a fronte però di un'efficienza geometrica (cioè la frazione di dose utilizzata per ricostruire l'immagine) non sempre ottimale (per alcune configurazioni si hanno valori inferiori al 70%).

TIPICI VALORI DI DOSE PER UNO STUDIO PET-TC CON FDG

Il protocollo per l'esecuzione di un esame PET-TC *standard* con FDG inizia con l'acquisizione di un topogramma (o *scout*) (Fig. 12.1a). Il topogramma è un'immagine non tomografica del paziente ottenuta mantenendo fissi il tubo radiogeno e il sistema di rilevazione. Mediante il topogramma si determina l'intervallo anatomico di scansione e il corrispondente numero di campi di vista PET da acquisire. Terminata l'acquisizione del topogramma, si prosegue con la scansione TC (Fig. 12.1b), che consente di ottenere sia le immagini TC utilizzate per la fusione con le immagini PET (Fig. 12.1e), sia i fattori da impiegare nella correzione per l'attenuazione i dati emissivi (mappa di attenuazione, Fig. 12.1c). Al termine dell'esame TC, il lettino porta-paziente viene posto nel campo di vista del tomografo PET per la successiva scansione emissiva PET (Fig. 12.1d). Le immagini PET ricostruite vengono corrette per l'attenuazione utilizzando i dati ottenuti dalle immagini TC, dopo avere convertito i numeri TC nei corrispondenti coefficienti di attenuazione della radiazione a 511 keV (radiazione emissiva) e aver elaborato, tramite filtri, le immagini al fine di ottenere mappe di attenuazione con una risoluzione spaziale simile a quella delle immagini PET.

Tipici valori di dose efficace per uno studio PET-TC sono: 0,2 mSv per lo scout, 2-5 mSv per l'acquisizione TC e 4-8 mSv per l'esame PET. Gli organi che ricevono la massima dose sono la vescica, il cervello e i reni, rispettivamente 130, 32 e 30 mGy.

Le immagini TC di uno studio standard PET-TC hanno lo scopo di fornire i coefficienti per la correzione per l'attenuazione delle immagini PET e una base anatomica per la

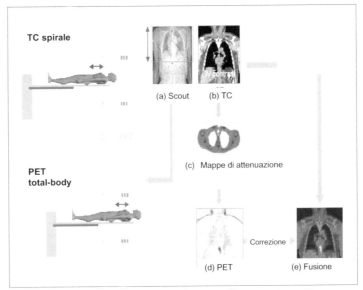

Fig. 12.1 Diagramma della procedura per l'acquisizione di uno studio PET-TC. Scansione TC [scout (**a**), immagini TC (**b**) e mappe di attenuazione (**c**)]. Scansione PET total-body (**d**) e fusione delle immagini (**e**)

localizzazione degli accumuli di radiofarmaco. Diverse sono le differenze tecniche e metodologiche tra questa scansione (TC per la correzione per l'attenuazione: TC-AC) e una acquisizione diagnostica (TC diagnostica: TC-D):

1. la posizione delle braccia (a volte basse per la TC-AC);
2. la respirazione del paziente (una TC-D richiede la sospensione del respiro per il periodo di acquisizione);
3. il mezzo di contrasto intravenoso (frequentemente utilizzato in TC-D);
4. i parametri impostati (valori di mAs e di kV più alti nella TC-D che per la TC-AC).

Le scansioni TC-AC non hanno un vero contenuto informativo diagnostico in quanto di qualità spesso inferiore rispetto a TC-D: valori di corrente intorno a 30-60 mA sono infatti sufficienti solo a ottenere adeguate informazioni anatomiche e mappe di attenuazione per gli scopi diagnostici dell'esame PET. In effetti, l'elaborazione che produce le mappe di attenuazione per i 511 keV comporta una notevole riduzione del rumore di fondo e degli artefatti presenti nelle immagini TC iniziali (Fig. 12.2) anche a valori molto bassi di corrente applicata al tubo radiogeno (Fig. 12.3).

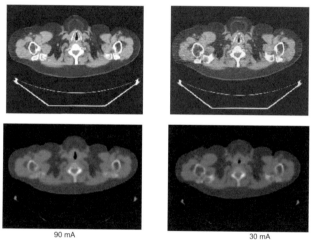

90 mA   30 mA

Fig. 12.2 Sezioni TC (*in alto*) e corrispondenti mappe di attenuazione (*in basso*) acquisite a 90 mA (*a sinistra*) e 30 mA (*a destra*)

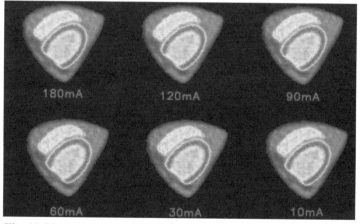

Fig. 12.3 Immagine PET di un fantoccio cardiaco al variare dei mA della scansione TC utilizzata per la correzione per l'attenuazione

Con i parametri di acquisizione comunemente utilizzati in esami TC-D si hanno dosi efficaci di 1-3 mSv per esami del cranio e di 5-20 mSv per altre regioni, in cui la variabilità dipende dall'estensione della regione analizzata. Se il tomografo TC viene fatto lavorare a una tensione più bassa, con correnti di 70-80 mA, le dosi si dimezzano. Per esami al corpo intero PET-TC, la scansione TC contribuisce in modo significativo alla dose al paziente (Tabella 12.4).

L'esecuzione di una TC-D richiede spesso l'utilizzo un mezzo di contrasto a base di iodio, iniettato per via endovenosa, che consente di migliorare il contenuto informativo delle immagini TC. Si ottengono così immagini più nitide attraverso un migliore contrasto tra tessuti di diversa natura (muscoli, ossa, liquidi e le singole componenti di ciascun organo).

Questa alterazione dell'attenuazione comporta però artefatti nelle immagini PET corrette con TC-D; ad oggi, un esame TC diagnostico eseguito con mezzo di contrasto non può essere utilizzato nella correzione per l'attenuazione delle immagini PET.

I protocolli diagnostici sia per la parte PET che per quella TC sono piuttosto complessi, richiedono più acquisizioni TC e diversi sono i problemi tuttora irrisolti relativi all'ottimizzazione della dose. Quali valori kV e mA utilizzare per la TC-D? quali per la TC-AC? Qual è l'estensione della regione ottimale per l'acquisizione TC-D? come ottimizzare la coregistrazione di TC-AC e TC-D?

Tabella 12.4 Confronto tra i valori medi di dose efficace ottenuti utilizzando diversi protocolli TC e una sorgente trasmissiva per la correzione per l'attenuazione

Sorgente	Dose efficace (mSv)		
	Studio cerebrale	Studio cardiaco	Studio al corpo intero
Acq. trasmissiva	0.025	0.105	0.23
TC-D	0.45	5.66	18.97
TC-AC (80 mA)	0.22	3.25	8.81
TC-AC (10 mA)	0.02	0.23	0.72

Un valore di corrente applicata al tubo radiogeno pari a 30 mA potrebbe essere un buon compresso per la TC-AC tra qualità di immagine per la correzione per l'attenuazione, la localizzazione anatomica e la dose al paziente.

È importante comunque sapere prima dello studio PET-TC se il paziente è stato sottoposto a una recente scansione TC diagnostica al fine di evitare la ripetizione di un nuovo esame e ottimizzare la dose al paziente in relazione alla sua storia clinica diagnostica.

STUDI DOSIMETRICI E DI BIODISTRIBUZIONE DI NUOVI RADIOTRACCIANTI PET

La quantità e la qualità delle informazioni che si possono ottenere con la PET dipendono dalla quantità e qualità dei radiofarmaci marcati disponibili. L'utilizzo clinico di un nuovo radiofarmaco PET è il risultato di una serie di studi di ricerca che comprendono la produzione del radionuclide mediante ciclotrone, la messa a punto della sintesi radiochimica, la caratterizzazione biologica "in vivo" preclinica del radiofarmaco, fino ad arrivare, per le molecole più promettenti, alla caratterizzazione (biodistribuzione e dosimetria) nell'uomo; tutto questo prima di un reale impiego nella pratica clinica.

Per superare alcuni limiti intrinseci all'uso di FDG, l'area di ricerca e sviluppo maggiormente attiva è quella oncologica.

Per tutti i nuovi radiofarmaci è indispensabile un'accurata valutazione dei rischi radiologici associati all'esame PET prima dell'impiego clinico al fine di: a) valutare la cinetica della molecola, b) stabilire gli organi di accumulo e le vie di eliminazione del radiofarmaco e c) stimare l'attività massima somministrabile al paziente in relazione alla dose assorbita dai singoli organi (il limite di dose massimo per singolo organo è pari a 5 cGy secondo le direttive della *Radioactive Drug Research Committee*).

Glossario

Accuratezza (di un esame)
Proporzione di osservazioni corrette rispetto al totale delle osservazioni.

Annichilazione
Fenomeno di trasformazione della massa di un elettrone e di un positrone, in due fotoni ad altissima energia nella banda dei raggi gamma.

Assiali (immagini e piani)
Rappresentazioni perpendicolari all'asse cranio-caudale (testa-piedi) del soggetto esaminato.

Attenuazione (correzione per l'attenuazione)
Procedura per la correzione dell'attenuazione attraverso il corpo delle radiazioni rilevate con la PET. Nei tomografi PET-TC è basata sulla informazione dell'attenuazione dei raggi X ottenuta con l'impiego della TC.

Attività (unità di misura della radioattività)
Numero di disintegrazioni nell'unità di tempo. Misurata tradizionalmente in Curie (Ci). 1 Ci = $3{,}7x10^{10}$ disintegrazioni per secondo. Nel Sistema Internazionale è usato il Becquerel (Bq). 1 Bq = 1 disintegrazione per secondo. 1 Ci = $3{,}7 \times 10^{10}$ Bq.

Captazione
Assorbimento e ritenzione di una sostanza da parte delle cellule di organi e tessuti.

Ciclotrone

Strumento utilizzato per la produzione di radionuclidi. Richiede complesse infrastrutture e un impegno tecnico di operatori specializzati. Data la breve emivita di alcuni radionuclidi PET (fluoro-18, carbonio-11, ossigeno-15, azoto-13, rame-64) è in genere collocato presso centri PET. Alcuni radionuclidi (rame-64 e fluoro-18) hanno un tempo di dimezzamento tale da consentire il loro trasporto e quindi, anche il loro impiego in centri PET privi di ciclotrone.

Coronali (immagini e piani)

Rappresentazioni perpendicolari all'asse antero-posteriore (fronte-occipite) del soggetto esaminato.

CTV

Acronimo di Clinical Target Volume. Il volume definito estendendo il GTV per includere il volume di possibile malattia microscopica.

Decadimento radioattivo

Disintegrazione spontanea dei radionuclidi con liberazione di energia (radiazione corpuscolata o elettromagnetica) e formazione di nuovi nuclei energeticamente più stabili.

Dose assorbita

Quantità di energia ceduta dalla radiazione in un corpo per unità di massa. Misurata in Gray (Gy); 1 Gy = 1 Joule/1 kg di massa.

Dose efficace

Somma delle dosi equivalenti (vedi) dei singoli tessuti del corpo moltiplicata per i fattori di ponderazione tessutali. Misurata in Sievert (Sv); 1 Sv = [(1 Joule/ 1 kg) x fattore di ponderazione delle radiazioni] x fattori di ponderazione tessutali, dipendenti dalla radiosensibilità dei diversi tessuti.

Dose equivalente

Dose determinata tenendo conto degli effetti biologici dei diversi tipi di radiazione assorbita (alfa, beta, gamma, X). Misurata in Sievert (Sv); 1 Sv = [(1 Joule/ 1 kg) x fattore di ponderazione delle radiazioni]. Tale fattore è uguale a 1 per le radiazioni utilizzate a scopo diagnostico (gamma e X).

Dosimetria

Metodologia finalizzata allo studio e al calcolo degli effetti dell'interazione delle radiazioni sui materiali, tessuti biologici, organi, organismi, individui e popolazioni. Permette di calcolare il danno biologico dovuto all'esposizione (esterna o interna) ai diversi tipi di radiazione ionizzante, mediante la stima della dose assorbita, della dose equivalente e della dose efficace.

Effetto volume parziale

Artefatto che ha luogo quando la dimensione del voxel (elemento di volume che rappresenta un valore d'intensità di segnale in uno spazio tridimensionale) dell'immagine è maggiore della dimensione del dettaglio che si vuole visualizzare. Una manifestazione di questo tipo di artefatto è la perdita di risoluzione dovuta alla presenza di più dettagli nel voxel dell'immagine.

Emivita

Tempo occorrente perché la metà degli atomi di un campione puro di un radionuclide decadano.

FDG

Acronimo di [^{18}F]2-Fluoro-2-Desossi-D-Glucosio ([^{18}F]FDG), un analogo del glucosio, marcato con il radionuclide Fluoro-18, un emettitore di positroni.

Generatore di radionuclidi

Strumento utilizzato per la produzione di radionuclidi PET che richiede minime infrastrutture. Permette di ottenere radionuclidi figli attraverso il decadimento di radionuclidi genitori. Attualmente disponibile per la produzione di gallio-68 e rubidio-82.

GTV

Acronimo di Gross Tumor Volume. Indica il volume della malattia macroscopica, palpabile o visibile attraverso uno studio diagnostico.

Immagini funzionali

Immagini che consentono di caratterizzare i tessuti sani e le lesioni patologiche in base a misure e rilievi di tipo fisiologico e/o biochimico.

Isotopi

Elementi (nuclidi) caratterizzati da stesso numero di protoni; alcuni nuclidi sono isomeri (stesso numero di protoni e numero di massa, ma stato energetico diverso).

kV

Unità di misura del valore della tensione (10^3 Volt, kV) applicata tra catodo e anodo nel tubo radiogeno. È un fattore determinante della dose assorbita dal paziente sottoposto ad esame TC.

mA

Parametro impostabile nelle apparecchiature radiologiche. È la corrente applicata al tubo radiogeno (Ampere x 10^{-3}, mA). È un fattore determinante della dose assorbita dal paziente sottoposto ad esame TC.

MIP

Proiezione di massima intensità. Immagine derivata dall'intera matrice dei dati, ricostruita e visualizzata in modo da mettere in risalto le sole parti con il valore di radioattività più elevato.

Nuclide

Una singola specie nucleare, caratterizzata da determinati valori di Z (numero atomico) e da A (numero di massa). Per nuclidi non stabili viene usato il nome di radionuclidi.

Numero atomico (Z)

Numero di protoni presenti nel nucleo.

Numero di massa (A)

Numero di nucleoni (protoni e neutroni) presenti nel nucleo.

Periodo di captazione

Tempo di attesa tra la somministrazione del tracciante e l'acquisizione delle immagini. Rappresenta il periodo di tempo necessario affinché il tracciante si distribuisca all'interno dell'organismo e divenga possibile acquisire immagini informative del processo in esame.

PET

Acronimo di Tomografia ad Emissione di Positroni. Metodica diagnostica basata sull'impiego di traccianti marcati con radionuclidi emettitori di positroni.

PET-TC
Acronimo di Tomografia ad Emissione di Positroni e tomografia computerizzata a raggi X. Consente di coregistrare immagini funzionali (PET) e anatomiche (TC).

Positrone
Particella elementare, detta anche antielettrone, di massa uguale a quella dell'elettrone e di carica uguale ma positiva. Dopo la sua emissione dal nucleo di un atomo, collide con un elettrone, dando origine al fenomeno della annichilazione (vedi).

PTV
Acronimo di Planning Target Volume. Definito estendendo il CTV con l'aggiunta di un margine geometrico per tenere conto dei possibili errori di posizionamento del paziente e di eventuali movimenti degli organi interni.

Radiofarmaci PET
Composti la cui distribuzione negli organi è funzione di processi fisiologici e biochimici e che sono rilevabili mediante apparecchiature PET. Non hanno azione farmacologia; per essere impiegati il loro comportamento deve essere conosciuto; come tutte le sostanze somministrabili in soggetti umani, devono essere caratterizzati da un alto livello di sicurezza contro effetti indesiderati (vedi anche tracciante).

Radionuclide
Una singola specie nucleare, radioattiva, caratterizzata da un numero atomico, Z, e da un numero di massa, A, in un nucleo instabile.

Risoluzione spaziale
La minima distanza necessaria per permette di rilevare due distinti oggetti come separati.

Sagittali (immagini e piani)
Rappresentazioni perpendicolari all'asse latero-laterale (destra-sinistra) del soggetto esaminato.

Scansione

Processo alla base dell'acquisizione delle immagini. Per la TC consiste nella rivelazione, lungo tutto il corpo, dei raggi X attenuati dal passaggio attraverso i tessuti; per la PET nella rivelazione delle radiazioni emesse dai radionuclidi presenti all'interno del corpo dopo la somministrazione dei radiofarmaci.

Sensibilità (di un esame)

Capacità di un esame di identificare i soggetti che presentano la malattia, e corrisponde alla proporzione di soggetti realmente ammalati, tra quelli esaminati, identificati come tali dal test.

Specificità (di un esame)

Capacità di un esame di identificare i soggetti che non presentano la malattia, e corrisponde alla proporzione di soggetti realmente sani, tra quelli esaminati, che sono identificati come tali dal test.

SUV

Acronimo di Standardized Uptake Value, un indice semiquantitativo adimensionale con cui si esprime la concentrazione della radioattività in una zona d'interesse. Può essere utilizzato a supporto dell'interpretazione visiva dell'immagine PET. È il rapporto tra attività in un organo/tessuto/lesione e l'attività somministrata.

TC diagnostica (TC-D)

In un sistema PET-TC è l'indagine finalizzata ad ottenere informazioni morfologiche, eventualmente anche dopo somministrazione di mezzo di contrasto.

TC per la correzione per l'attenuazione (TC-AC).

In un sistema PET-TC è l'indagine finalizzata alla correzione per l'attenuazione dei dati emissivi della PET. Ha una bassa accuratezza diagnostica.

Terapia adiuvante

Chemioterapia successiva all'intervento chirurgico, finalizzata alla eliminazione di cellule tumorali residue.

Terapia neo-adiuvante

Chemioterapia precedente l'intervento chirurgico, finalizzata alla riduzione preoperatoria della neoplasia.

Tempo di dimezzamento

Si definisce tempo di dimezzamento ($T^1/_2$) di un radionuclide l'intervallo di tempo dopo il quale la metà degli atomi originari, N_0, si è disintegrata con conseguente riduzione del numero di atomi ancora presenti a $N_0/2$. $T^1/_2 = 0,693/\lambda$ (λ=costante di decadimento) (vedi emivita).

TNM

Sistema internazionale di classificazione dei tumori, con cui viene definito lo stadio delle neoplasie in base a tre variabili:
Variabile T (tra 1 e 4) indicativa delle dimensioni e della localizzazione della lesione primitiva. L'eventuale impiego del suffisso "is", indica lesioni "in situ".
Variabile N (tra 0 e 3) indica lo stato del coinvolgimento dei linfonodi: 0 = linfonodi indenni da malattia, 1- 3 interessamento linfonodale crescente.
Variabile M (tra 0 e 1) indica alternativamente la presenza o l'assenza di metastasi a distanza.
L'eventuale impiego del suffisso "x", indica che la presenza di malattia in sede (T), nei linfonodi (N) o a distanza (M) non può essere accertata.

Tomografo PET

Apparecchiatura che permette di misurare la radioattività emessa da una sorgente e di ricostruire immagini tridimensionali della distribuzione di un tracciante radioattivo nell'organismo.

Tracciante

È un atomo o una molecola rilevabile con opportune metodiche, che rende tracciabile un processo, che permette di ricavare informazioni sulla distribuzione nello spazio e/o sulla cinetica temporale di una sostanza (sostanza tracciata). La captazione del tracciante può aver luogo con diversi meccanismi, ad esempio per diffusione passiva, trasporto attivo o tramite processi chimici, biochimici o metabolici. Se il tracciante è marcato con un radionuclidi emettitore di positroni, è rivelabile mediante PET (vedi anche Radiofarmaci PET).

Trasportatori GLUT

Proteine di membrana che trasportano gli esosi all'interno della cellula. Alcuni operano secondo gradiente di concentrazione (GLUT1, GLUT2, GLUT3, GLUT4 e GLUT5: trasportatori uniporto), altri operano contro gradiente di concentrazione.

Tubo radiogeno
Strumento per la produzione di raggi X. Costituito da un anodo, un catodo e un filamento interposto tra i due. Dal filamento, reso incandescente da una corrente elettrica, si liberano elettroni che per la differenza di potenziale applicata tra anodo e catodo vengono accelerati verso l'anodo. L'interazione tra elettroni e anodo determina la produzione di energia sotto forma di calore e raggi X.

Valore predittivo negativo (di un esame)
Proporzione di pazienti con un test negativo che realmente non hanno la malattia. Valore predittivo negativo = % di sani tra i pazienti negativi all'esame.

Valore predittivo positivo (di un esame)
Proporzione di pazienti con un test positivo che realmente hanno la malattia. Valore predittivo positivo = % di malati tra i pazienti positivi all'esame.

Volumi di trattamento delle neoplasie
vedi: GTV, CTV, PTV.

Letture consigliate

CAPITOLO I

Beuthien-Baumann B, Hamacher K, Oberdorfer F, Steinbach J. Preparation of fluorine-18 labeled sugars and derivatives and their application as tracer for positron emission-tomography. *Carbohydr Res* 2000; 327:107–118.

Beyer T, Townsend DW, Brun T, et al. A combined PET/CT scanner for clinical oncology. *J Nucl Med* 2000; 41:1369–1379.

Cherry SR, Sorenson JA, Phelps ME. *Physics in Nuclear Medicine*, 3rd ed. Philadelphia: Saunders; 2003.

Cook GJ, Fogelman I, Maisey MN. Normal physiological and benign pathological variants of 18-fluoro-2-deoxyglucose positron-emission tomography scanning: potential for error in interpretation. *Semin Nucl Med* 1996; 26(4):308–314.

Cook GJ, Maisey MN, Fogelman I. Normal variants, artefacts and interpretative pitfalls in PET imaging with 18-flouro-2-deoxyglucose and carbon-11 methionine. *Eur J Nucl Med* 1999; 26(10):1363–1378.

Fowler JS, Ido T. Initial and subsequent approach for the synthesis of 18FDG. *Semin Nucl Med* 2002; 32:6–12.

Gordon BA, Flanagan FL, Dehdashti F. Whole body positron emission tomography: normal variations, pitfalls and technical considerations. *AJR Am J Roentgenol* 1997; 169(6):1675–1680.

Gorospe L, Raman S, Echeveste J, et al. Spectrum of physiological variants, artefacts, and interpretative pitfalls in cancer patients. *Nucl Med Commun* 2005; 26(8):671–687.

Hoffman EJ, Phelps ME. *Positron emission tomography: principles and quantitation*. New York: Raven Press; 1986: pp 237–286.

Keyes JW Jr. SUV: standard uptake or silly useless value? *J Nucl Med* 1995; 36:1836–1839.

Shreve PD, Anzai Y, Wahl RL. Pitfalls in oncological diagnosis with FDG PET imaging: physiological and benign variants. *Radiographics* 1999; 19(1):61–77.

Thie JA. Understanding the standardized uptake value, its methods, and implications for usage. *J Nucl Med* 2004; 45:1431–1434.

Warburg O, et al. The metabolism of cancer cells. *Biochem Zeitschr* 1924; 152:129–169.

Zasadny KR, Wahl RL. Standardized uptake values of normal tissues with FDG: variation with body weight and method for correction. *Radiology* 1993; 189(3):847–850.

CAPITOLO 2

Ahuja V, Coleman RE, Herndon J, et al. The prognostic significance of fluorodeoxyglucose positron emission tomography imaging for patients with nonsmall cell lung carcinoma. *Cancer* 1998; 83:918–924.

Arita T, Kuramitsu T, Kawamura M. Bronchogenic carcinoma: incidence of metastases to normal sized lymph nodes. *Thorax* 1995; 50:1267–1269.

Bradley JD, Dehdashti F, Mintun MA, Govindan R, Trinkaus K, Siegel BA. Positron emission tomography in limited-stage small-cell lung cancer: a prospective study. *J Clin Oncol* 2004; 22:3248.

Brink I, Schumacher T, Mix M, et al. Impact of [18F]FDG-PET on the primary staging of small-cell lung cancer. *Eur J Nucl Med Mol Imaging* 2004; 31:1614–1620.

Cerfolio RJ, Ojha B, Bryant AS, Raghuveer V, Mountz JM, Bartolucci AA. The accuracy of integrated PET-CT compared with dedicated PET alone for the staging of patients with nonsmall cell lung cancer. *Ann Thorac Surg* 2004; 78:1017–1023.

Detterbeck FC, Falen S, Rivera MP, Halle JS, Socinski MA. Seeking a home for a PET, I: defining the appropriate place for positron emission tomography imaging in the diagnosis of pulmonary nodules or masses. *Chest* 2004; 125:2294–2299.

Detterbeck FC, Vansteenkiste JF, Morris DE, Dooms CA, Khandani AH, Socinski MA. Seeking a home for a PET, III: emerging applications of positron emission tomography imaging in the management of patients with lung cancer. *Chest* 2004; 126:1656–1666.

Dhital K, Saunders CA, Seed PT, et al. [18F]Fluorodeoxyglucose positron emission tomography and its prognostic value in lung cancer. *Eur J Cardiothorac Surg* 2000; 18:425–428.

Gambhir SS, Shepherd JE, Shah BD, et al. Analytical decision model for the cost-effective management of solitary pulmonary nodules. *J Clin Oncol* 1998;16:2113–2125.

Gould MK, Maclean CC, Kuschner WG, Rydzak CE, Owens DK. Accuracy of positron emission tomography for diagnosis of pulmonary nodules and mass lesions: a meta-analysis. *JAMA* 2001; 285:914–924.

Greene FL, Page DL, Fleming ID, et al. *AJCC Cancer Staging Manual*, Sixth Edition. New York: Springer, 2002.

Hauber HP, Bohuslavizki KH, Lund CH, et al. PET in the staging of small cell lung cancer. *Chest* 2001; 119:950–954.

Herder GJ, Golding RP, Hoekstra OS, et al. The performance of (18)Ffluorodeoxyglucose positron emission tomography in small solitary pulmonary nodules. *Eur J Nucl Med Mol Imaging* 2004; 31:1231–1236.

Higashi K, Ueda Y, Arisaka Y, et al. FDG uptake as a biologic prognostic factor for recurrence in patients with surgically resected non-small cell lung cancer. *J Nucl Med* 2002; 43:39–45.

Jeong HJ, Min JJ, Park JM, et al. Determination of the prognostic value of [$^{(18)}$F]fluorodeoxyglucose uptake by using positron emission tomography in patients with non-small cell lung cancer. *Nucl Med Commun* 2002; 23:865–870.

Lardinois D, Weder W, Hany TF, et al. Staging of non-small-cell lung cancer with integrated positron-emission tomography and computed tomography. *N Engl J Med* 2003; 348:2500–2507.

MacManus, MP, Hicks RJ, Matthews JP, et al. Positron emission tomography is superior to computed tomography scanning for responseassessment after radical radiotherapy or chemoradiotherapy in patients with non-small-cell lung cancer. *J Clin Oncol* 2003; 21:1285–1292.

Midthun DE. Solitary pulmonary nodule. *Curr Opin Pulm Med* 2000;6:364–370.

Nestle U, Walter K, Schmidt S, et al. FDG PET for the planning of radiotherapy in lung cancer: high impact in patients with atelectasis. *Int J Radiat Oncol Biol Phys* 1999; 44:593–597.

Nomori H, Watanabe K, Ohtsuka T, Naruke T, Suemasu K, Uno K. Evaluation of F-18 fluorodeoxyglucose (FDG) PET scanning for pulmonary nodules less than 3 cm in diameter, with special reference to the CT images. *Lung Cancer* 2004;45:19–27.

Pieterman R, van PuttenJ, Meuzelaar J, et al. Preoperative staging of non-small cell lung cancer with PET. *N Engl J Med* 2000; 343:254–261.

Port JL, Kent MS, Korst RJ, et al. Positron emission tomography scanning poorly predicts response to preoperative chemotherapy in nonsmall cell lung cancer. *Ann Thorac Surg* 2004; 77:254–259.

Reed CE, Harpole DH, Posther KE, et al. Results of the American College of Surgeons Oncology Group Z0050 trial: the utility of positron emission tomography in staging potentially operable non-small cell lung cancer. *J Thorac Cardiovasc Surg* 2003; 126:1943–1951.

Rohren EM, Lowe VJ. Update in PET imaging of non-small cell lung cancer. *Semin Nucl Med* 2004; 34:134–153.

Shon IH, O'Doherty MJ, Maisey NM: Positron emission tomography in lung cancer. *Sem Nucl Med* 2002; 32:240–271.

Vansteenkiste JF, Stroobants SG. Positron emission tomography in the management of non-small cell lung cancer. *Hematol Oncol Clin North Am* 2004; 18:269–288.

van Tinteren H. Hoekstra OS, Smit EF, et al. Effectiveness of positron emission tomography in the preoperative assessment of patients with suspected non-small-cell lung cancer: the PLUS multicentre randomized trial. *Lancet* 2002; 359:1388–1393.

Weber, WA, Petersen, V, Schmidt, B, et al. Positron emission tomography in non-small-cell lung cancer: prediction of response to chemotherapy by quantitative assessment of glucose use. *J Clin Oncol* 2003; 21:2651–2657.

CAPITOLO 3

Allen-Auerbach M, Quon A, Weber WA, et al. Comparison between 2-deoxy-2-[18F]fluoro-D-glucose positron emission tomography and positron emission tomography/computed tomography hardware fusion for staging of patients with lymphoma. *Mol imaging Biol* 2004; 6:411–416.

Barrington SF, O'Doherty MJ. Limitations of PET for imaging lymphoma. *Eur J Nucl Med Mol Imaging* 2003;30:S117–127.

Buchmann I, Reinhardt M, Elsner K, et al. FDG PET in the detection and staging of malignant lymphoma. *Cancer* 2001; 91:889–89914.

Depas G, De Barsy C, Jerusalem G, et al. 18F-FDG PET in children with lymphomas. *Eur J Nucl Med Mol Imaging* 2005; 32:31–38.

Elstrom R, Guan L, Baker G, et al. Utility of FDG-PET scanning in lymphoma by WHO classification. *Blood* 2003;101:3875–3876.

Filmont JE, Czerin J, Yap C, et al. Value of FDG-PET for predicting the clinical outcome of patients with aggressive lymphoma prior to and after stem cell transplantation. *Chest* Aug 2003; 124(2):608–613.

Hermann S, Wormanns D, Pixberg M et al. Staging in childhood lymphoma: differences between FDG-PET and CT. *Nuklearmedizin* 2005; 44:1–7.

Israel O, Keidar Z, Bar-Shalom R. Positron emission tomography in the evaluation of lymphoma. *Semin Nucl Med* 2004; 34:166–179.

Jerusalem G, Beguin Y, Fassotte MF, et al. Early detection of relapse by PET in the follow up of patients with Hodgkin's disease. *Ann Oncol* Jan 2003; 14(1):123–130.

Jerusalem G, Beguin Y, Fasotte M, et al. Whole body PET using FDG for post treatment evaluation in HD and NHL. *Blood* 1999; 94:429–433.

Jerusalem G, Beguin Y, Najjar F, et al. Positron emission tomography (PET) with 18F-fluorodeoxyglucose (18F-FDG) for the staging of lowgrade non-Hodgkin's lymphoma (NHL). *Ann Oncol* 2001; 12:825–830.

Juweid ME, Wiseman GA, Vose JM, et al. Response assessment of aggressive NHL. *J Clin Oncol* 2005; 23:4652–4661.

Klose T, Leidl R, Buchmann I, Brambs HJ, Reske SN. Primary staging of lymphomas: cost-effectiveness of FDG-PET versus computed tomography. *Eur J Nucl Med* 2000; 27:1457–1464.

Kostakoglu L, Goldsmith SJ. 18F-FDG PET evaluation of the response to therapy for lymphoma and for breast, lung and colorectal carcinoma. *J Nucl Med* 2003; 44:224–239.

Mikhaeel NG, Hutchings M, Fields PA, et al. FDG-PET after two to three cycles of chemotherapy predicts progression-free and overall survival in high-grade non-Hodgkin lymphoma. *Ann Oncol* 2005; 16:1514–1523.

Reske SN. PET and restaging of malignant lymphoma including residual masses and relapse. *Eur J Nucl Med Mol Imaging* 2003; 30(Suppl 1):S89–S96.

Rini JN, Manalili EY, Hoffman MA, et al. F-18 FDG versus Ga-67 for detecting splenic involvement in Hodgkin's disease. *Clin Nucl Med* 2002; 27:572–577.

Sasaki M, Yuwabara Y, Koga H, et al. Clinical impact of whole body FDG PET on staging malignant lymphoma. *Ann Nuc Med* 2002; 16:337–345.

Schiepers C, Filmont JE, Czernin J. PET for staging of Hodgkin's disease and non-Hodgkin's lymphoma. *Eur J Nucl Med Mol Imaging* 2003; 30(Suppl 1):S82–S88.

Spaepen K, Stoobants S, Dupont P, et al. Prognostic value of PET with FDG after first line chemotherapy in NHL. *J Clin Oncol* 2001; 19:414–419.

Spaepen K, Stroobants S, Verhoef G, Mortelmans L. Positron emission tomography with [(18)F]FDG for therapy response monitoring in lymphoma patients. *Eur J Nucl Med Mol Imaging* 2003; 30(Suppl 1):S97–105.

Stumpe K, Urbinelli M, Steinert H, et al. Whole body positron emission tomography using FDG for staging of lymphoma: effectiveness and comparison with CT. *Eur J Nucl Med* 1998; 206:475–481.

Torizuka T, Nakmura F, Kanno T, et al. Early therapy monitoring with FDG PET in aggressive NHL and HD. *Eur J Nucl Med Mol Imaging* 2004; 31(1):22–28.

Wegner EA, Barrington SF, Kingston JE et al. The impact of PET scanning on management of paediatric oncology patients. *Eur J Nucl Med Mol Imaging* 2005; 32:23–30.

Zinzani PL, Fanti S, Battista G, et al. Predictive role of PET in the outcome of Lymphoma patients. *Br J Cancer* 2004; 31 91(5):850–854.

CAPITOLO 4

Arslan N, Miller TR, Dehdashti F, et al. Evaluation of response to neoadjuvant therapy by quantitative FDG PET in patients with esophageal cancer. *Mol Imaging Biol* 2002; 4:301–310.

Blot W, Devesa S, Kneller R, Fraumeni R. Rising incidence of adenocarcinoma of the esophagus and gastric cardia. *JAMA* 1991; 265:1287–1289.

Brucher BL, Weber W, Bauer M, et al. Neoadjuvant therapy of esophageal squamous cell carcinoma: response evaluation by positron emission tomography. *Ann Surg* 2001; 233:300–309.

Choi JY, Jang HJ, Shim YM, et al. 18F-FDG PET in patients with esophageal squamous cell carcinoma undergoing curative surgery: prognostic implications. *J Nucl Med* 2004;45:1843–1850.

Downey RJ, Akhurst T, Ilson D, et al. Whole body 18FDG-PET and the response of esophageal cancer to induction therapy: results of a prospective trial. *J Clin Oncol* 2003; 21:428–432.

Flamen P, Lerut A, Van CE, et al. Utility of positron emission tomography for the diagnosis and staging of recurrent esophageal cancer. *J Thorac Cardiovasc Surg* 2000; 120:1085–1092.

Flamen P, Lerut A, Van CE, et al. Utility of positron emission tomography for the staging of patients with potentially operable esophageal carcinoma. *J Clin Oncol* 2000;18:3202–3210.

Greene FL, Page DL, Fleming ID, et al. *AJCC Cancer Staging Manual*, Sixth Edition. New York: Springer, 2002.

Himeno S, Yasuda S, Shimada H, Tajima T, Makuuchi H. Evaluation of esophageal cancer by positron emission tomography. *Jpn J Clin Oncol* 2002; 32:340–346.

Kato H, Miyazaki T, Nakajima M, et al. The incremental effect of positron emission tomography on diagnostic accuracy in the initial staging of esophageal carcinoma. *Cancer* 2005; 103:148–156.

Kole A, Plukke RJ, Nieweg O, Vaalburg W. Positron emission tomography for staging of esophageal and gastric malignancy. *Br J Cancer* 1998; 78:521–527.

Lerut T, Flamen P, Ectors N, et al. Histopathologic validation of lymph node staging with FDG-PET scan in cancer of the esophagus and gastroesophageal junction: a prospective study based on primary surgery with extensive lymphadenectomy. *Ann Surg* 2000; 232:743–752.

Lightdale C. Staging of esophageal cancer. Endoscopic ultrasonography. *Semin Oncol* 1994; 21:438–446.

Luketich JD, Friedman DM, Weigel TL, et al. Evaluation of distant metastases in esophageal cancer: 100 consecutive positron emission tomography scans. *Ann Thorac Surg* 1999; 68:1133–1136.

Ott K, Fink U, Becker K, et al. Prediction of response to preoperative chemotherapy in gastric carcinoma by metabolic imaging: results of a prospective trial. *J Clin Oncol* 2003; 21:4604–4610.

Swisher SG, Maish M, Erasmus JJ, et al. Utility of PET, CT, and EUS to identify pathologic responders in esophageal cancer. *Ann Thorac Surg* 2004; 78:1152–1160.

van Westreenen HL, Westerterp M, Bossuyt PM, et al. Systematic review of the staging performance of 18F-flurodeoxyglucose positron emission tomography in esophageal cancer. *J Clin Oncol* 2004; 22:3805–3812.

Wallace MB, Nietert PJ, Earle C, et al. An analysis of multiple staging management strategies for carcinoma of the esophagus: computed tomography, endoscopic ultrasound, positron emission tomography, and thoracoscopy/laparoscopy. *Ann Thorac Surg* 2002; 74:1026–1032.

Weber WA, Ott K, Becker K, et al. Prediction of response to preoperative chemotherapy in adenocarcinoma of the esophagogastric junction by metabolic imaging. *J Clin Oncol* 2001; 19:3058–3065.

Wieder HA, Brucher BL, Zimmermann F, et al. Time course of tumor metabolic activity during chemoradiotherapy of esophageal squamous cell carcinoma and response to treatment. *J Clin Oncol* 2004; 22,900–908.

Yoon YC, Lee KS, Shim YM, et al. Metastasis to regional lymph nodes in patients with esophageal squamous cell carcinoma: CT versus FDG PET for presurgical detection a prospective study. *Radiology* 2003; 227:764–770.

Yoshioka T, Yamaguchi K, Kubota K, et al. Evaluation of 18F-FDG

PET in patients with a, metastatic, or recurrent gastric cancer. *J Nucl Med* 2003; 44:690–699.

CAPITOLO 5

Delbelke D, Vitola J, Sandler MP, et al. Staging recurrent colorectal carcinoma with PET. *J Nucl Med* 1997; 38:1196–1201.

Donckier V, Van Laethem JL, Goldman S, et al. FDG-PET as a tool for early recognition of incomplete tumor destruction after radiofrequency ablation for liver metastases. *J Surg Oncol* 2003; 84:215–223.

Drenth JP, Nagengast FM, Oyen WJ. Evaluation of premalignant colonic abnormalities: endoscopic validation of FDG-PET findings. *Eur J Nucl Med* 2001; 28:1766–1769.

Even-Sapir E, Parag Y, Lerman H, et al. Detection of recurrence in patients with rectal cancer: PET/CT after abdominoperineal or anterior resection. *Radiology* 2004; 232:815–822.

Fernandez FG, Drebin JA, Linehan DC, Dehdashti F, Siegel BA, Strasberg SM. Five-year survival after resection of hepatic metastases from colorectal cancer in patients screened by positron emission tomography with F-18 fluorodeoxyglucose (FDG-PET). *Ann Surg* 2004; 240:438–447.

Flanagan FL, Dehdashti F, Ogunbiyi OA, et al. Utility of FDG-PET for investigating unexplained plasma CEA evaluation in patients with colorectal cancer. *Ann Surg* 1998; 227:319–323.

Fong Y, Saldinger P, Akhurst T, et al. Utility of 18F-FDG positron emission tomography scanning on selection of patients for resection of hepatic colorectal metastases. *Am J Surg* 1999; 178:282–287.

Greene FL, Page DL, Fleming ID, et al. *AJCC Cancer Staging Manual*, Sixth Edition. New York: Springer, 2002.

Heriot AG, Hicks RJ, Drummond EG, et al. Does positron emission tomography change management in primary rectal cancer? A prospective assessment. *Dis Colon Rectum* 2004; 47:451–458.

Heubner RH, Park KC, Sheperd JE, et al. A meta-analysis of the literature for whole body FDG PET detection of recurrent colorectal cancer. *J Nucl Med* 2000;41:1177–1189.

Kostakoglu L, Goldsmith SJ. 18F-FDG PET evaluation of the response to therapy for lymphoma and for breast, lung and colorectal carcinoma. *J Nucl Med* 2003; 44:224–239.

Lai DT, Fulham M, Stephen MS, et al. The role of whole body positron emission tomography with FDG in identifying operable colorectal cancer metastases to the liver. *Arch Surg* 1996; 131:703–707.

Meyer M. Diffusely increased colonic F-18 FDG uptake in acute enterocolitis. *Clin Nucl Med.* 1995; 20:434–435.

Schiepers C, Penninckx F, De Vadder N, et al. Contribution of PET in the diagnosis of recurrent colorectal cancer: comparison with conventional imaging. *Eur J Surg Oncol.* 1995; 21:517–522.

Selzner M, Hany TF, Wildbrett P, McCormack L, Kadry Z, Clavien PA. Does the novel PET/CT imaging modality impact on the treatment of patients with metastatic colorectal cancer of the liver? *Ann Surg* 2004; 240:1027–1034.

Tatlidil R, Jadvar H, Bading JR, Conti PS. Incidental colonic FDG uptake: correlation with colonoscopy and histopathology. *Radiology* 2002; 224:783–787.

CAPITOLO 6

Adam S, Baum R, Stuckensen T, Bitter K, Hor G. Prospective comparison of 18F-FDG PET with conventional imaging modalities in lymph node staging of head and neck cancer. *Eur J Nucl Med* 1998; 25:1255–1260.

Benchaou M, Lehmann W, Slosman D, et al. The role of FDG-PET in preoperative assessment of N-staging in head and neck cancer. *Acta Otolartngol* 1996; 116:332–335.

Brun E, Kjellen E, Tennvall J, et al. FDG PET studies during treatment: prediction of therapy outcome in head and neck squamous cell carcinoma. *Head Neck* 2002; 24:127–135.

Chisin R, Macapinlac HA. The indications of FDG-PET in neck oncology. *Radiol Clin North Am* 2000; 38:999–1012.

Goerres GW, Von Schulthess GK, Hany TF. Positron emission tomography and PET/CT of the head and neck: FDG uptake in normal anatomy, in benign lesions and in changes resulting from treatment. *AJR Am J Roentgenol* 2002; 179:1337–43.

Greene FL, Page DL, Fleming ID, et al. *AJCC Cancer Staging Manual*, Sixth Edition. New York: Springer, 2002.

Greven KM, Keyes JW Jr, Williams DW III, McGuirt WF, Joyce WT III. Occult Primary tumors of the head and neck: lack of benefit from positron emission tomography imaging with 2-[F-18]fluoro-2-deoxy-Dglucose. *Cancer* 1999; 86:114–118.

Halfpenny W, Hain SF, Biassoni L, Maisey MN, Sherman JA, McGurk M. FDG-PET: a possible prognostic factor in head and neck cancer. *Br J Cancer* 2002; 86:512–516.

Hannah A, Scott AM, Tochon-Danguy H, et al. Evaulation of 18 Ffluorodeoxyglucose positron emission tomography and computed tomography with histopathologic correlation in the initial staging of head and neck cancer. *Ann Surg* 2002; 236:208–217.

Hustinx R, Smith RJ, Benard F, et al. Dual time point fluorine-18 fluorodeoxyglucose positron emission tomography: a potential method to differentiate malignancy from inflammation and normal tissue in the head and neck. *Eur J Nucl Med* 1999; 26:1345–1348.

Johansen J, Eigtved A, Buchwald C, et al. Implication of 18F-flouro- 2-deoxy-D-glucose positron emission tomography on management of carcinoma of unknown primary in the head and neck: a Danish cohort study. *Laryngoscope* 2002; 112:2009–14.

Kole AC, Nieweg OE, Pruim J, et al. Detection of unknown occult primary tumors using positron emission tomography. *Cancer* 1998; 82:1160–1166.

Kostakoglu L, Goldsmith SJ. PET in the assessment of therapy response in patients with carcinoma of the head and neck and of the esophagus. *J Nucl Med* 2004; 45:56–68.

Kubota K, Yokoyama J, Yamaguchi K, et al. FDG-PET delayed imaging for the detection of head and neck cancer recurrence after chemoradiotherapy: comparison with MRI/CT. *Eur J Nucl Med Mol Imaging* 2004; 4:590–595.

Lowe VJ, Dunphy FR, Varvares M, et al. Evaluation of chemotherapy response in patients with advanced head and neck cancer using [F-18]fluorodeoxyglucose positron emission tomography. *Head Neck* 1997; 19:666–674.

Peng N, Yen S, Liu W, Tsay D, Liu R. Evaluation of the effect of radiation therapy to nasopharyngeal carcinoma by positron emission tomography with fluorodeoxyglucose. *Clin Posit Imag* 2000; 3:51–56.

Porceddu SV, et al. Utility of positron emission tomography for the detection of disease in residual neck nodes after (chemo)radiotherapy in head and neck cancer. *Head Neck* 2005; 27(3):175–181.

Schoder H, Yeung HW. Positron emission imaging of head and neck cancer, including thyroid carcinoma. *Semin Nucl Med* 2004;34:180–197.

Schoder H, Yeung HW, Gonen M, Kraus D, Larson SM. Head and neck cancer: clinical usefulness and accuracy of PET/CT image fusion. *Radiology* 2004; 231:65–7.

Schwartz DL, Rajendran J, Yueh B, et al. FDG-PET prediction of head and neck squamous cell cancer outcomes. Arch Otolaryngol Head Neck Surg 2004; 130:1361–1367.

Stuckensen T, Kovacs AF, Adams S, Baum RP. Staging of the neck in patients with oral cavity squamous cell carcinomas: a prospective comparison of PET, ultrasound, CT and MRI. *J Craniomaxillofac Surg* 2000; 28:319–324.

Terhaard CH, Bongers V, van Rijk PP, Hordijk GJ. F-18-fluorodeoxyglucose positron-emission tomography scanning in detection of local recurrence after radiotherapy for laryngeal/pharyngeal cancer. *Head Neck* 2001; 23:933–941.

Wong RJ, Lin DT, Schoder H, et al. Diagnostic and prognostic value of [(18)F]fluorodeoxyglucose positron emission tomography for recurrent head and neck squamous cell carcinoma. *J Clin Oncol* 2002; 20:4199–4208.

Yen RF, Hung RL, Pan MH, et al. 18-fluoro-2-deoxyglucose positron emission tomography in detecting recurrent/residual nasopharyngeal carcinoma and comparison with MRI. *Cancer* 2003; 98:283–287.

CAPITOLO 7

Abella-Columna E, Valk PE. Positron emission tomography imaging in melanoma and lymphoma. *Semin Roentgenol* 2002: 37:129–139.

Ackland KM, O'Doherty MJ, Russell-Jones R. The value of positron emission tomography scanning in the detection of subclinical metatatic melanoma. *J Am Acad Dermatol* 2000; 42:606–611.

Argenyi EE, Dogan AS, Urdaneta LF et al. Detection of unsuspected metastases in a melanoma patient with positron emission tomography. *Clin Nucl Med* 1995; 20:744.

Belhocine T, Pierard G, De Labrassine M, et al. Staging of regional nodes in AJCC stage I and II melanoma:18FDG PET imaging versus sentinel node detection. *Oncologist* 2002; 7:271–278.

Eigtved A, Andersson AP, Dahlstrom K, et al. Use of fluorine-18 fluorodeoxyglucose positron emission tomography in the detection of silent metastases from malignant melanoma. *Eur J Nucl Med* 2000; 27:70–75.

Finkelstein SE, Carrasquillo JA, Hoffman JM, et al. A prospective analysis of positron emission tomography and conventional imaging for detection of stage IV metastatic melanoma in patients undergoing metastasectomy. *Ann Surg Oncol* 2004; 11:731.

Friedman KP, Wahl RL. Clinical use of positron emission tomography in the management of cutaneous melanoma. *Semin Nucl Med* 2004; 34:242–253.

Fuster D, Chiang S, Johnson G, Schuchter LM, Zhuang H, Alavi A. Is 18F-FDG PET more accurate than standard diagnostic procedures in the detection of suspected recurrent melanoma? *J Nucl Med* 2004; 45:1323–1327.

Greene FL, Page DL, Fleming ID, et al. *AJCC Cancer Staging Manual*, Sixth Edition. New York: Springer, 2002.

Holder WD Jr, White RL Jr, Zuger JH, Easton EJ Jr, Greene FL. Effectiveness of positron emission tomography for the detection of melanoma metastases. *Ann Surg* 1998; 227:764–769.

Longo MI, Lazaro P, Bueno C, et al. Fluorodeoxyglucose positron emission tomography imaging versus sentinal node biopsy an the primary staging of melanoma patients. *Dermatol Surg* 2003; 29:245–248.

Mijnhout GS, Hoekstra OS, van Tulder MW, Teule GJ, Deville WL. Systematic review of the diagnostic accuracy of (18)F-fluorodeoxyglucose positron emission tomography in melanoma patients. *Cancer* 2001; 91:1530–1542.

Paquet P, Henry F, Belhocine T, et al. An appraisal of 18-flourodeoxyglucose positron emission tomography for melanoma staging. *Dermatology* 2000; 200:167–169.

Prichard RS, Hill AD, Skehan SJ, O'Higgins NJ. Positron emission tomography for staging and management of malignant melanoma. *Br J Surg* 2002; 89:389–396.

Schroder H, Larson SM, Yeung HW. PET/CT in oncology: integration into clinical management of lymphoma, melanoma and gastrointestinal malignancies. *J Nucl Med* 2004; 45 Suppl 1:72S–81S.

Stas M, Stroobants S, Dupont P, et al. 18-FDG PET scan in the staging of recurrent melanoma: additional value and therapeutic impact. *Melanoma Res* 2002;12:479–490.

Wagner JD, Schauwecker D, Davidson D, et al. FDG-PET sensitivity for melanoma lymph node metastases is dependent on tumor volume. *J Surg Oncol* 2001; 77:237–242.

Wagner JD, Schauwecker D, Davidson D, et al. Prospective study of fluorodeoxyglucose-positron emission tomography imaging of lymph node basins in melanoma patients undergoing sentinal node biopsy. *J Clin Oncol* 1999;17:1508–1515.

CAPITOLO 8

Belhocine T, Thille A, Fridman V, et al. Contribution of whole-body 18FDG PET imaging in the management of cervical cancer. *Gynecol Oncol* 2002; 87:90–97.

Belhocine TZ. 18F-FDG PET imaging in posttherapy monitoring of cervical cancers: from diagnosis to prognosis. *J Nucl Med* 2004; 45:1602–1604.

Berchuk A, Boente MP, Bast RC Jnr. The use of tumour markers in the management of patients with gynaecological carcinomas. *Clin Obstet Gynecol* 1992; 35:45–54.

Fenchel S, Grab D, Nuessle K, et al. Asymptomatic adnexal masses: correlation of FDG PET and histopathologic findings. *Radiology* 2002; 223:780–788.

Greene FL, Page DL, Fleming ID, et al. *AJCC Cancer Staging Manual*, Sixth Edition. New York: Springer, 2002.

Grigsby PW, Siegel BA, Dehdashti F. Lymph node staging by positron emission tomography in patients with carcinoma of the cervix. *J Clin Oncol* 2001; 19:3745–3749.

Grigsby PW, Siegel BA, Dehdashti F, Mutch DG. Posttherapy surveillance monitoring of cervical cancer by FDG-PET. *Int J Radiat Oncol Biol Phys* 2003; 55:907–913.

Hain SF, O'Doherty MJ, Timothy AR, et al. Fluorodeoxyglucose-PET in the evaluation of germ cell tumours at relapse. *Br J Cancer* 2000; 83:863–869.

Hain SF, O'Doherty MJ, Timothy AR et al. Fluorodeoxyglucose-PET in the initial staging of germ cell tumours. *Eur J Nucl Med* 2000; 27:590–594.

Havrilesky LJ, Kulasingam SL, Matchar DB, Myere ER. FDG-PET for management of cervical and ovarian cancer. *Gynecol Oncol* 2005; (1):183–191.

Hubner KF, McDonald TW, Niethammer JG, Smith GT, Gould HR, Buonocore E. Assessment of primary and metastatic ovarian cancer by positron emission tomography (PET) using 2-[18F]deoxyglucose (2-[18F]FDG). *Gynecol Oncol* 1993; 51:197–204.

Lai CH, Huang KG, See LC et al. Restaging of recurrent cervical carcinoma with dual-phase [18F]fluoro-2-deoxy-D-glucose positron emission tomography. *Cancer* Feb 1, 2004; 100(3):544–552.

Lassen U, Daugaard G, Eigtved A et al. Whole body FDG-PET in patients with stage I non-seminomatous germ cell tumours. *Eur J Nucl Med Mol Imaging* 2005;30:396–402.

Lerman H, Metser U, Grisaru D, Fishman A, Lievshitz G, Even-Sapir E. Normal and abnormal 18F-FDG endometrial and ovarian uptake in pre- and post-menopausal patients: assessment by PET/CT. *J Nucl Med* 2004; 45:266–271.

Lin WC, Hung YC, Yeh LS, Kao CH, Yen RF, Shen YY. Usefulness of (18)F-fluorodeoxyglucose positron emission tomography to detect para-aortic lymph nodal metastasis in advanced cervical cancer with negative computed tomography findings. *Gynecol Oncol* 2003; 89:73–76.

Ma SY, See LC, Lai CH, et al. Delayed (18)F-FDG PET for detection of paraaortic lymph node metastases in cervical cancer patients. *J Nucl Med* 2003; 44:1775–1783.

Miller TR, Pinkus E, Dehdashti F, Grigsby PW. Improved prognostic value of 18F-FDG PET using a simple visual analysis of tumor characteristics in patients with cervical cancer. *J Nucl Med* 2003; 44:192–197.

Narayan K, Hicks RJ, Jobling T, Bernshaw D, McKenzie AF. A comparison of MRI and PET scanning in surgically staged loco-regionally advanced cervical cancer: potential impact on treatment. *Int J Gynecol Cancer* 2001; 11:263–271.

Reinhardt MJ, Ehritt-Braun C, Vogelgesang D, et al. Metastatic lymph nodes in patients with cervical cancer: detection with MR imaging and FDG PET. *Radiology* 2001; 218:776–782.

Reinhardt MJ, Ehritt-Braun C, Vogelgesang D, et al. Metastatic lymph nodes in patients with cervical cancer: detection with MR imaging and FDG PET. *Radiology* 2001; 218(3):776–782.

Reinhardt MJ, Ehritt-Braun C, Vogelgesang D, et al. Metastatic lymph nodes in patients with cervical cancer: detection with MR imaging and FDG PET. *Radiology* 2001; 218(3):776–782.

Rose PG, Adler LP, Rodriguez M, Faulhaber PF, Abdul-Karim FW, Miraldi F. Positron emission tomography for evaluating paraaortic nodal metastasis in locally advanced cervical cancer before surgical staging: a surgicopathologic study. *J Clin Oncol* 1999; 17:41–45.

Ryu SY, Kim MH, Choi SC, Choi CW, Lee KH. Detection of early recurrence with 18F- FDG PET in patients with cervical cancer. *J Nucl Med* 2003; 44:347–352.

Tempany CM, Zou KH, Silverman SG, et al. Staging of advanced ovarian cancer: comparison of imaging modalities–report from the Radiological Diagnostic Oncology Group. *Radiology* 2000; 215:761–767.

Tsai CS, Chang TC, Lai CH, et al. Preliminary report of using FDG-PET to detect extrapelvic lesions in cervical cancer patients with enlarged pelvic lymph nodes on MRI/CT. *Int J Radiat Oncol Biol Phys* 2004; 58:1506–1512.

Unger JB, Ivy JJ, Connor P, et al. Detection of recurrent cervical cancer by whole-body FDG PET scan in asymptomatic and symptomatic women. *Gynecol Oncol* 2004; 94(1):212–216.

Unger JB, Ivy JJ, Connor P, et al. Detection of recurrent cervical cancer by whole-body FDG PET scan in asymptomatic and symptomatic women. *Gynecol Oncol* 2004; 94(1):212–216.

Yen TC, See LC, Chang TC, et al. Defining the priority of using 18F-FDG PET for recurrent cervical cancer. *J Nucl Med* 2004; 45:1632– 1639.

Yoshida Y, Kurokawa T, Kawahara K, et al. Metabolic monitoring of advanced uterine cervical cancer neoadjuvant chemotherapy by using [F-18]-fluorodeoxyglucose positron emission tomography: preliminary results in three patients. *Gynecol Oncol* 2004; 95:597–602.

CAPITOLO 9

Asad S, Aquino SL, Piyavisetpat N, Fischman AJ. False-positive FDG positron emission tomography uptake in nonmalignant chest abnormalities. *AJR Am J Roentgenol* 2004; 182:983–989.

Barrington SF, Maisey MN. Skeletal muscle uptake of fluorine-18-FDG: effect of oral diazepam. *J Nucl Med* 1996; 37(7): 1127–1129.

Chen YK, Chen YL, Liao AC, Shen YY, Kao CH. Elevated 18F-FDG uptake in skeletal muscles and thymus: a clue for the diagnosis of Grave's disease. *Nucl Med Commun* 2004; 25:115–121.

Cohade C, Mourtzikos KA, Wahl RL. "USA-Fat": prevalence is related to ambient outdoor temperature-evaluation with 18F-FDG PET/CT. *J Nucl Med* 2003; 44:1267–1270.

Cohade C, Osman M, Pannu HK, et al. Uptake in supraclavicular area fat: description on 18F-FDG PET/CT. *J Nucl Med* 2003; 44:170–176.

Cook GJ, Fogelman I, Maisey MN. Normal physiological and benign pathological variants of 18-Flouro-2-Deoxyglucose positron-emission tomography scanning: potential for error in interpretation. *Semin Nucl Med* 1996; 26(4):308–314.

Cook GJ, Maisey MN, Fogelman I, Normal variants, artefacts and interpretative pitfalls in PET imaging with 18-Flouro-2-Deoxyglucose and carbon-11 methionine. *Eur J Nucl Med* 1999; 26(10):1363–1378.

Fayad LM, Cohade C, Wahl RL, Fishman EK. Sacral fractures: a potential pitfall of FDG positron emission tomography. *AJR Am J Roentgenol* 2003; 181:1239–1243.

Ferdinand B, Gupta P, Kramer EL. Spectrum of thymic uptake at 18FFDG PET. *Radiographics* 2004; 24:1611–1616.

Gordon BA, Flanagan FL, Dehdashti F. Whole body positron emission tomography: normal variations, pitfalls and technical considerations. *AJR Am J Roentgenol* 1997; 169(6):1675–1680.

Goerres GW, Ziegler SI, Burger C, Berthold T, Von Schulthess GK, Buck A. Artifacts at PET and PET/CT caused by metallic hip prosthetic material. *Radiology* 2003; 226:577–584.

Heller MT, Meltzer CC, Fukui MB et al. Supraphysiological FDG uptake in the non-paralyzed vocal cord. Resolution of a false positive PET result with combined PET-CT imaging. *Clin Positron Imaging* 2000; 3(5):207–211.

Kamel EM, Thumshirn M, Truninger K, et al. Significance of incidental 18F-FDG accumulations in the gastrointestinal tract in PET/CT: correlation with endoscopic and histopathologic results. *J Nucl Med* 2004; 45:1804–1810.

Koga H, Sasaki M, Kuwabara Y, et al. An analysis of the physiological FDG uptake pattern in the stomach. *Ann Nucl Med* 2003; 17:733–738.

Nakahara T, Fujii H, Ide M, et al. FDG uptake in the physiologically normal thymus: comparison of FDG positron emission tomography and CT. *Br J Radiol* 2001; 74(885):821–824.

Pandit-Taskar N, Sinha A, Gonen M, et al. Testicular uptake in 18FDG PET scan. *J Nucl Med* 2001; 5(S):287P.

Shon IH, Fogelman I. F-18 FDG positron emission tomography and benign fractures. *Clin Nucl Med* 2003; 28:171–175.

Shreve PD, Anzai Y, Wahl RL. Pitfalls in oncological diagnosis with FDG PET imaging: physiological and benign variants. *Radiographics* 1999; 19(1):61–77.

Shreve PD, Wahl RL. Normal variants in FDG PET imaging. In: RL Wahl, ed. Principles and practice of positron emission tomography. Philadelphia, PA: Lippincott Williams & Wilkins; 2002; 111–136.

Tatidil R, Jadvar H, Bading JR, Conti PS. Incidental colonic fluorodeoxyglucose uptake: correlation with colonoscopic and histopathologic findings. *Radiology* 2002; 224(3):783–787.

Truong MT, Erasmus JJ, Munden RF, et al. Focal FDG uptake in mediastinal brown fat mimicking malignancy: a potential pitfall resolved on PET/CT. *AJR Am J Roentgenol* 2004; 183:1127–1132.

Yeung HW, Grewal RK, Gonen M, Schoder H, Larson SM. Patterns of (18)F-FDG uptake in adipose tissue and muscle: a potential source of false-positives for PET. *J Nucl Med* 2003; 44:1789–1796.

CAPITOLO 10

Buck AK, Kratochwil C, Glatting G Juweid M, Bommer M, Tepsic D, Vogg AT, Mattfeldt T, Neumaier B, Möller P, Reske SNEarly assessment of therapy response in malignant lymphoma with the thymidine analogue [¹⁸F]FLT. Eur J Nucl Med Mol Imaging. 2007 May 31

Cher LM, Murone C, Lawrentschuk N, Ramdave S, Papenfuss A, Hannah A, O'Keefe GJ, Sachinidis JI, Berlangieri SU, Fabinyi G, Scott AM Correlation of hypoxic cell fraction and angiogenesis with glucose metabolic rate in gliomas using 18F-fluoromisonidazole, ¹⁸F-FDG PET, and immunohistochemical studies. J Nucl Med. 2006 Mar;47(3)

Elsinga PH, Hatano K, Ishiwata KPET tracers for imaging of the dopaminergic system Curr Med Chem. 2006; 13(18):2139-53.

Eschmann SM, Paulsen F, Reimold M, Dittmann H, Welz S, Reischl G, Machulla HJ, Bares R:410-8 Prognostic impact of hypoxia imaging with 18F-misonidazole PET in non-small cell lung cancer and head and neck cancer before radiotherapy. J Nucl Med. 2005 Feb; 46(2):253-60.

Koerts J, Leenders KL, Koning M, Portman AT, van Beilen MStriatal dopaminergic activity (FDOPA-PET) associated with cognitive items of a depression scale (MADRS) in Parkinson's disease. Eur J Neurosci. 2007 May; 25(10):3132-6

Kumakura Y, Cumming P, Vernaleken I, Buchholz HG, Siessmeier T, Heinz A, Kienast T, Bartenstein P, Gründer G. Elevated [18F]fluorodopamine turnover in brain of patients with schizophrenia: an [18F]fluorodopa/positron emission tomography study. J Neurosci. 2007 Jul 25; 27(30):8080-7

Kwee SA, Ko JP, Jiang CS, Watters MR, Coel MN Solitary brain lesions enhancing at MR imaging: evaluation with fluorine 18 fluorocholine PET. Hamamatsu/Queen's PET Imaging Center, Honolulu, Hawaii, USA

Lee NY, Mechalakos JG, Nehmeh S, Lin Z, Squire OD, Cai S, Chan K, Zanzonico PB, Greco C, Ling CC, Humm JL, Schöder H Fluorine-18-Labeled Fluoromisonidazole Positron Emission and Computed Tomography-Guided Intensity-Modulated Radiotherapy for Head and Neck Cancer: A Feasibility Study Int J Radiat Oncol Biol Phys. 2007 Sep 13

Monazzam A, Josephsson R, Blomqvist C, Carlsson J, Långström B, Bergström M. Application of the multicellular tumour spheroid model to screen PET tracers for analysis of early response of chemotherapy in breast cancer. Breast Cancer Res. 2007 Jul 22; 9(4)

Murali D, Flores LG, Roberts AD, Nickles RJ, DeJesus OTAromatic L-amino acid decarboxylase (AAAD) inhibitors as carcinoid tumor-imaging agents: synthesis of 18F-labeled alpha-fluoromethyl-6-fluoro-m-tyrosine (FM-6-FmT). Appl Radiat Isot. 2003 Oct; 59(4):237-43

Talbot JN, Gutman F, Fartoux L, Grange JD, Ganne N, Kerrou K, Grahek D, Montravers F, Poupon R, Rosmorduc O. PET/CT in patients with hepatocellular carcinoma using [(18)F]fluorocholine: preliminary comparison with [(18)F]FDG PET/CT. Eur J Nucl Med Mol Imaging. 2006 Nov; 33(11):1285-9. Epub 2006 Jun 27

Yamaura G, Yoshioka T, Fukuda H, Yamaguchi K, Suzuki M, Furumoto S, Iwata R, Ishioka CO-[18F]fluoromethyl-L-tyrosine is a potential tracer for monitoring tumour response to chemotherapy using PET: an initial comparative in vivo study with deoxyglucose and thymidine. Eur J Nucl Med Mol Imaging. 2006 Oct; 33(10):1134-9

CAPITOLO II

Agress H Jr, Cooper BZ. Detection of clinically unexpected malignant and premalignant tumors with whole-body FDG PET: histopathologic comparison. *Radiology* 2004; 230:417–422.

Bai C, Kinahan PE, Brasse D, et al. An analytic study of the effects of attenuation on tumor detection in whole-body PET oncology imaging. *J Nucl Med* 2003; 44:1855–1861.

Beyer T, Townsend DW, Brun T, et al. A combined PET/CT scanner for clinical oncology. *J Nucl Med* 2000; 41:1369–1379.

Bleckmann C, Dose J, Bohuslavizki KH, et al. Effect of attenuation correction on lesion detectability in FDG PET of breast cancer. *J Nucl Med* 1999;40:2021–2024.

Boellaard R, Krak NC, Hoekstra OS, Lammertsma AA. Effects of noise, image resolution, and ROI definition on the accuracy of standard uptake values: a simulation study. *J Nucl Med* 2004;45:1519–1527.

Bohnen N. Neurological applications. In: RL Wahl, ed. Principles and practice of positron emission tomography. Philadelphia, PA: Lippincott Williams & Wilkins, 2002; 276–297.

Cherry SR, Sorenson JA, Phelps ME. *Physics in Nuclear Medicine*, 3rd ed. Philadelphia: Saunders, 2003.

Conrad GR, Sinha P. Narrow time-window dual-point 18F-FDG PET for the diagnosis of thoracic malignancy. *Nucl Med Commun* 2003; 24:1129–1137.

Dobert N, Hamscho N, Menzel C, Neuss L, Kovacs AF, Grunwald F.

Limitations of dual time point FDG-PET imaging in the evaluation of focal abdominal lesions. *Nuklearmedizin* 2004; 43:143-149.

Erdi YE, Nehmeh SA, Pan T, et al. The CT motion quantitation of lung lesions and its impact on PET-measured SUVs. *J Nucl Med* 2004; 45:1287-1292.

Hoffman EJ, Phelps ME. *Positron emission tomography: principles and quantitation.* New York: Raven Press; 1986; pp 237-286.

Jadvar H, Parker JA. *Clinical PET and PET/CT:* Springer 2005.

Jaskowiak CJ, Bianco JA, Perlman SB, Fine JP. Influence of reconstruction iterations on 18F-FDG PET/CT standardized uptake values. *J Nucl Med* 2005; 46:424-428.

Nakamoto Y, Osman M, Cohade C, et al. PET/CT: comparison of quantitative tracer uptake between germanium and CT transmission attenuation-corrected images. *J Nucl Med* 2002; 43:1137-1143.

Pandit-Taskar N, Schoder H, Gonen M, Larson SM, Yeung HW. Clinical significance of unexplained abnormal focal FDG uptake in the abdomen during whole-body PET. *AJR Am J Roentgenol* 2004; 183:1143-1147.

Schoder H, Erdi YE, Chao K, Gonen M, Larson SM, Yeung HW. Clinical implications of different image reconstruction parameters for interpretation of whole-body PET studies in cancer patients. *J Nucl Med* 2004; 45:559-566.

Wahl RL. To AC or not to AC: that is the question. *J Nucl Med* 1999; 40:2025-2028.

Zasadny KR, Wahl RL. Standardized uptake values of normal tissues with FDG: variation with body weight and method for correction. *Radiology* 1993; 189(3):847-850.

CAPITOLO 12

Bettinardi V, Mancosu P, Danna M, Giovacchini G, Landoni C, Picchio M, Gilardi MC, Savi A, Castiglioni I, Lecchi M, Fazio F. Two-dimensional vs three-dimensional imaging in whole body oncologic PET/CT: a Discovery-STE phantom and patient study. Q J Nucl Med Mol Imaging. 2007 Sep; 51(3):214-23.

Brix G, Lechel U, Glatting G, Ziegler SI, Munzing W, Muller SP, Beyer T. Radiation exposure of patients undergoing whole-body dual-modality 18F-FDG PET/CT examinations. J Nucl Med. 2005 Apr; 46(4):608-13.

Gollub MJ, Hong R, Sarasohn DM, Akhurst T. Limitations of CT During PET/CT. J Nucl Med. 2007 Oct; 48(10):1583-1591.

International Commision on Radiation Protection. ICRP Publication Number 60. Reccomandation of the International Commision on Radiation Protection. Oxford: Pergamon Press; 1990.

Laforest R, Dehdashti F, Lewis JS, Schwarz SW. Dosimetry of 60/61/62/64Cu-ATSM: a hypoxia imaging agent for PET. Eur J Nucl Med Mol Imaging. 2005 Jul; 32(7):764-70.

Pelliccioli M. Fondamenti fisici della radioprotezione. Pitagora Editrice Bologna.

Tatsumi M, Clark PA, Nakamoto Y, Wahl RL. Impact of body habitus on quantitative and qualitative image quality in whole-body FDG-PET. Eur J Nucl Med Mol Imaging. 2003 Jan; 30(1):40-5. Epub 2002 Oct 11.

Vesselle H, Grierson J, Peterson LM, Muzi M, Mankoff DA, Krohn KA. 18F-Fluorothymidine radiation dosimetry in human PET imaging studies. J Nucl Med. 2003 Sep; 44(9):1482-8.

Wu TH, Huang YH, Lee JJ, Wang SY, Wang SC, Su CT, Chen LK, Chu TC. Radiation exposure during transmission measurements: comparison between CT- and germanium-based techniques with a current PET scanner. Eur J Nucl Med Mol Imaging. 2004 Jan; 31(1):38-43.

Indice analitico

^{11}C-acetato 249
^{11}C-Colina 243
^{11}C-etomidato 245
^{11}C-metionina 242
^{11}C-metomidato 245
17-β estradiolo 243
^{18}F-annesina V 248
^{18}F-diidrotestotsterone 244
^{18}F-DOPA-fluoroidrossifenilanina 245
^{18}F-fluoroazomicina arabinoside 246
^{18}F-Fluorocolina 243
^{18}F-fluoromisonidazolo 246
^{18}F-Fluorotimidina (FLT) 247
^{18}F-fluoruro 247
^{18}F-α-metilitirosina 242
2-deossi-2-fluoro-D-glucosio 229
^{64}Cu-diacetil-bis-(N4-metil-tiosemicarbazone) 247
^{68}Ga-DOTA-D-Phe-I-Tyr3-octretide 245

A
Acidi grassi 5
Adenomi 30
Agobiopsia
    transbronchiale 36
    transtoracica 29
AIDS 97
Alcolici 83
Amartomi 30
Annichilazione 232
Aorta toracica 225
Aortite 224, 225

Apparato urinario 8
Arco aortico 224
Artefatto 220
Arti 14
Atelettasia 39
Atomi 230
Attenuazione 239
Attivazione midollare 77
Attività 255
    cerebrale 197
Azoto-13 235

B
Basaliomi 178
bcl2 60
Biodistribuzione 261
Breslow 172
Bronchioloalveolari 30
Broncocele 30
Broncoscopia 22

C
Captazione di FDG 7
Captazione di tracciante 7
Carboidrati 5
Carbonio-11 235
Carcinoidi 30
CEA 111, 116, 122
Cerebrale 8
Cervello 40, 197
Chemioterapia 50, 62, 73, 94, 114, 227
Chemioterapie 57
ChiloVolt 256
Ciclotrone 229
Ciclotroni 232

Cieco 122, 215
Clark 172
Coccidiomicosi 30
Coincidenze
    casuali 240
    diffuse o scatter 240
Colite ulcerosa 226
Coliti 114
Colon 216
Configurazione stabile 230
Contaminazione 220
Contrattura muscolare 9
Corda vocale 152
Corde vocali 207, 208
Corrente applicata al tubo 256
CTV 50
Cuore 8, 9, 212

D
Decadimento
    radioattivo 231
    α 231
    β 232
    β+ 232
Digiuno 5, 7
Diverticoliti 114
Dose assorbita 252
Dose efficace 252
Dose equivalente 252
Dosimetria 252
Duodeno 215

E
Emivita 7
Eparina 197
Esochinasi 5
Esofago 203
Esofago di Barrett 83
Esposizion interna o estrena
    255
Esposizione alle radiazioni 14

F
Falsi negativi 30
Fattore di stimolazione dei
    granulociti 222
Fattori stimolanti la crescita dei
    granulociti 76

FDG-6-fosfato 6
Fegato 8, 40
Fibrosi 30
FIGO 192
Flessure
    epatica 215
    splenica 215
Fluoro-18 7, 235
Fumo 83

G
Gallio-68 237
Generatore 236
Ghiandola sottomandibolare
    209
Ghiandole salivari 209
Giunzione gastroesofagea
Glicemia 14, 212
Glicogenosintesi 5
Glicolisi 5
Glucosio 5
Glucosio-6-fosfato 5, 6
GLUT 1 5
GLUT 2 5
GLUT 5
Grasso bruno 221
Graunlomatosa 30
GTV 50

H
Helicobacteri pilori 97

I
Infiammazione 114
Innervazione simpatica 221
Insulina 13, 212
Ionizzazione 230
Ipercaptazione midollare 227
Ipoglicemizzanti 13
Isotopi 231
Istoplasmosi 30

L
L-3-^{18}F-Fluoro- α-metilitirosina
    242
Linfonodi mediastinici 36
Lingua 205

M

Macrofagi 219
Malattia residua 143
MALT 71
MALT 97, 102
Massa grassa 18
Mediastinoscopia 36
Melanoma 15, 198, 199
Mesoteliomi 50, 52
Mestastasi epatiche 128
Metabolismo 4
Metabolismo glucidico 5
Meta-iodo-benzil-guanidina 221
Metastasi 40
    cerebrali 14
    epatiche 113
Mezzi di contrasto 14
MilliAmpere 256
Milza 8
Miocardio 9
MIP 7, 8
Modalità bidimensionale (2D)
    256
Modalità tridimensionale (3D)
    255
Mucosa orale 205
Muscoli
    del collo 9
    prevertebrali 202
    pterigoidei 201
    retti laterali 137
        mediali 137
Muscolo
    aritenoideo 210
    sternocleidomastoideo 203

N

Naso-faringe 138
Neoadiuvante 94
Neuroendocrina 30
Neuroendocrini 244
Neurofibromi 30
Noduli polmonari solitari 28
Nuclide 231
Numero
    atomico 231
    di massa 231

O

O-(2-^{18}F-Fluoroetil)-L-tirosina
    242
Occhi 200
Ossigeno-15 235

P

Pazienti diabetici 13
Pediatria 73
Periodo libero da malattia 60
Peritoneo 125
Peso del paziente 17
PET-TC 238
Polipi 107, 114
Positrone 232
Positroni 6
Positronio 232
Prognosi 74
Protocolli di scansione normali
    13
Protocollo standard con FDG
    257
PTV 50

R

Radiazione 230
    ionizzante 230
Radiazioni 229
Radiomarcatura 236
Radionuclidi 229, 231
Radioprotezione 251
Radio-sensibili 62
Radioterapia 28, 49, 57, 143
Recidive 28, 48, 62, 93
Reni 8
Retto 122
    laterale 200
    mediale 200

S

Scheletro 40
Sigarette 21
Sigma 128, 215
Sopravvenienza 49
Sorveglianza tumorale 74
Squamocellulari 178
Sternocleidomastoideo 204

Strategia terapeutica 105
Surreni 40
SUV 17, 29

T
Tabacco 83
TC diagnostica 258
TC per la correzione per l'atten-
  uazione 258
Tempo di dimezzamento 229
Testicoli 214
Timo 77, 210
Tiroidite 226
Tomografi multidettori 256
Tomografo PET 237
Tonsille 143, 206
Trapianto 73

Tubercolosi 30
Tumore polmonare a piccole
  cellule 50
Tumori non a piccole cellule 28
Tumori polmonari 21

U
Ultrasonografia endoscopica
  (USE) 86
Ureteri 8

V
Vescica 8
Via aerobica 212
Via glicolitica 212
Voltaggio applicato al tubo 256

Finito di stampare nel mese di dicembre 2007

Printed in the United States
by Baker & Taylor Publisher Services